日本摂食嚥下リハビリテーション学会eラーニング対応

第4分野

摂食嚥下
リハビリテーションの介入

Ⅱ 直接訓練・食事介助・口腔内装置・外科治療—Ver. 3

日本摂食嚥下
リハビリテーション学会 編集

医歯薬出版株式会社

編集（日本摂食嚥下リハビリテーション学会教育委員会「摂食嚥下リハビリテーションの介入
―直接訓練（総論・各論），食事介助，口腔内装置，外科治療」担当．＊同委員会委員長）

出江紳一* ：東北大学大学院医工学研究科リハビリテーション医工学分野教授
重田　律子：国家公務員共済組合連合会九段坂病院リハビリテーション科
小山　珠美：NPO法人 口から食べる幸せを守る会
尾﨑研一郎：足利赤十字病院 リハビリテーション科

執筆者一覧（執筆順）

小島千枝子：藤田医科大学保健衛生学部リハビリテーション学科客員教授
岡田　澄子：元藤田保健衛生大学医療科学部リハビリテーション学科准教授（所属は在職当時）
柴本　　勇：聖隷クリストファー大学リハビリテーション学部言語聴覚学科教授
浅田　美江：愛知県看護協会教育研修課長，摂食・嚥下障害看護認定看護師教育課程主任教員
長谷川賢一：東北文化学園大学医療福祉学部リハビリテーション学科言語聴覚学専攻教授
稲本　陽子：藤田医科大学保健衛生学部リハビリテーション学科教授
清水　充子：元埼玉県総合リハビリテーションセンター言語聴覚科担当部長
石﨑　直彦：国立病院機構岩国医療センターリハビリテーション科言語聴覚室主任
竹市　美加：訪問看護ステーション たべる
小山　珠美：NPO法人 口から食べる幸せを守る会
福永　真哉：川崎医療福祉大学リハビリテーション学部言語聴覚療法学科教授
鄭　　漢忠：北海道大学大学院歯学研究科口腔顎顔面外科学教授
津田　豪太：聖隷佐倉市民病院耳鼻咽喉科部長

日本摂食嚥下リハビリテーション学会教育委員会（50音順）

出江紳一（委員長），石野智子，重田律子，小山珠美，柴田享子（～2018年度），柴田斉子，
戸原　玄，中山渕利，福永真哉，弘中祥司，渡邉理沙，尾﨑研一郎

This book was originally published in Japanese
under the title of：

NIHON SESSHOKU-ENGE RIHABIRITESHON GAKKAI I RANINGU TAIO
DAI 4 BUNYA SESSHOKU-ENGE RIHABIRITESHON-NO KAINYU
Ⅱ CHOKUSETSU KUNREN・SHOKUJI KAIJO・KOKUNAI SOCHI・GEKACHIRYO BAJON 3
(Based on The Japanese Society of Dysphagia
Rehabilitation e-learning programs
"4. Intervention in Dysphagia -Ⅱ. Direct therapy, feeding, oral appliance, surgical treatment" Ver. 3)

Editor：
The Japanese Society of Dysphagia Rehabilitation

ISHIYAKU PUBLISHERS, INC.
7-10, Honkomagome 1 chome, Bunkyo-ku,
Tokyo 113-8612, Japan

シリーズVer. 3発行にあたって

日本摂食嚥下リハビリテーション学会（以下，学会）の会員数は15,000人を超え，毎年1,000人以上のペースで増加している．認定士は3,000人を超える．それぞれの地域のニーズに対して未だ充足しているとはいえないにしても，このような普及は世界的にも例をみない．これは日本の医療者が「食」というQOLをいかに大切に扱ってきたかを反映していると思われる．

誰でもが最初は初心者である．教育-研究-臨床実践は一体であり，知識を実践し，疑問を研究に結びつけ，その努力が新たな知識を生みだす．摂食嚥下リハビリテーションという学際科学の発展は，30年前の初心者が地道に努力を続けてきた結果であることは間違いないが，そのような臨床家が集まり知見を交換する場を提供し，さらに教育コンテンツとして誰でもがアクセスできるようにした学会の意義は大きいと考える．

本書は，学会インターネット学習システム（eラーニング）の参考書である．令和元年度のeラーニング改訂にあわせて本書も改訂されることとなり，ここに上梓されるに至った．今改訂においても新たなコンテンツの作成にあたられた方々をはじめとして関係各位に感謝申し上げる．現在の学問と臨床の水準にあわせてそれぞれのコンテンツを改訂したことに加えて，概念を整理するために内容の移動など編集にも注意を払った．特に項目として新たにサルコペニア（第5分野）を立てたのは，高齢者の嚥下障害関連肺炎と摂食嚥下障害，およびサルコペニアの関連が注目されるとともに，その知見が集積されつつあることによる．

本書の内容は，摂食嚥下リハビリテーションの実践において多職種が連携するための共通言語である．学会認定士を目指す方はもちろん，すでに専門家として活躍されている方々が，周囲のスタッフを巻き込んで連携するための教育ツールとして活用することもできるだろう．本書が患者さんのために日々努力されている臨床家や教育者の役に立つことを願っている．

令和2年5月

一般社団法人日本摂食嚥下リハビリテーション学会

教育委員会委員長　**出江紳一**

シリーズVer. 2発行にあたって

本書は，日本摂食嚥下リハビリテーション学会インターネット学習システム（eラーニング）の参考書である．平成27年度のeラーニング改訂に合わせて本書も改訂されることとなり，ここに上梓されるに至った．これまで同学会認定制度の確立，eラーニングの立ち上げ，そして認定事業の継続と発展に携わってこられた関係各位に深く敬意を表する次第である．

いうまでもなく摂食嚥下リハビリテーションは多職種協同の営みであり，疾患の急性期から生活期までの，すべての時期で重要な役割を演じるだけでなく，予防的な対応を含めると，ほとんどすべての国民に関係するといっても過言ではない．学会発足から20年が過ぎ，摂食嚥下リハビリテーションは専門性を深化させてきた．その多様で広汎な知識と技術のなかから，共通の基本的な医療関連知識を明示することが，専門領域の社会的責任として求められることになる．その意味で，誰でもが入手できる本書の意義は大きい．

内容は，摂食嚥下の基本的理解，摂食嚥下障害の評価，同障害へのさまざまな対応等が網羅されており，それぞれの領域の第一人者により平易に述べられている．本書の基本的知識は日本摂食嚥下リハビリテーション学会認定士を目指す方はもちろん，すべての保健・医療・福祉関係者に有用であると思われる．より多くの方々が本書を参考書として摂食嚥下リハビリテーションの基本を学び，日々の実践に活かして下さることを願っている．

平成27年6月

一般社団法人日本摂食嚥下リハビリテーション学会
教育委員会委員長　**出江紳一**

シリーズ刊行に寄せて（Ver. 1収載）

日本摂食・嚥下リハビリテーション学会は，摂食・嚥下リハビリテーションにかかわる多職種が集まり，患者ニーズに対し協力的，効率的，合目的に対応を考えるというtrans disciplinaryな対応を可能とすべく，1996年9月に発足した．以来，本分野の研究，発展，普及に努めており，現在では会員数が6,000名を超えている．また，2009年8月には一般社団法人となり，急速に高まる社会的ニーズに応えるべく法人格を取得し，アイデンティファイされることとなった．

本学会は，この法人格取得と同時に認定士制度を設けた．その目的は，認定士制度規約の第１条に記されているが，「『日本摂食・嚥下リハビリテーション学会認定士』制度は，日本摂食・嚥下リハビリテーション学会総則第２条『摂食・嚥下リハビリテーションの啓発と普及，その安全で効果的な実施のために貢献する』を積極的に具現化するために，摂食・嚥下リハビリテーションの基本的な事項と必要な技能を明確化し，それらの知識を習得した本学会の会員を認定することを目的とする」である．本領域の活動は，多職種が担う．そのため，摂食・嚥下リハビリテーションを行うに当たって，当該職種が知っておかなくてはならない共通の知識，そして各職種の適応と制限に関する知識を明確化しておくことは，学会の重要な責務であろう．また，そのような知識を有するものを学会が認定し，その知識レベルを保証することは大変意義深い．

この知識は，われわれの活動の基礎になるものである．そして，その学習方法の一つが，本書の骨子となるeラーニングにあたる．この概要は，インターネット上で体系的に6分野78項目に分類された最重要事項を供覧することで，上記のような共通知識の整理をはかるものである．そして，この課程を修めることが，認定士受験資格の重要な要件の一つとなる．

さらに，認定士の展開としては，認定を得たものがそれぞれの専門職種において，より専門的な知識や技能を修得できるような構造が望ましいと考えられる．例えば，この認定士資格をもつものが，高度な実習を要するセミナーに参加ができるなどである．また，関連する他の学会の学会員が，この認定士の水準を十分に備えていると認められるような場合は，申請により認定士の資格を与えるなど，関連学会と発展的な関係を築く基盤となる．

今回，ここに上記のようなeラーニング各分野の学習内容をもとに，書籍を刊行することになった．それは，eラーニング受講者の学習の便をはかるとともに，より多くの人に必要最低限の共通知識を知ってもらい，本領域がいっそう伝播することを企図したことによる．

そうして学習基盤を整理することで関係職種の多くの方が本学会へ参加できるようになり，それによって摂食・嚥下障害を有する患者の幸せに少しでも寄与することができれば，望外の喜びである．

2010年8月

一般社団法人日本摂食・嚥下リハビリテーション学会

理事長　**才藤栄一**

緒　言（Ver. 1収載）

本書は，日本摂食・嚥下リハビリテーション学会インターネット学習システム（eラーニング）の参考書である．eラーニングによる学習を支援することを目的とし，eラーニングコンテンツを踏襲した内容で構成されている．内容は豊富で網羅的なので，日本摂食・嚥下リハビリテーション学会会員以外の方々にもおおいに参考にしていただけるものになっている．

eラーニングは，2010年7月16日に開講した．その構想は2007年に認定制を計画することが決まり，認定士としてふさわしい知識をどのように会員に伝達するかを検討する過程で始まった．当初は研修会を日本各所で開催し，これらを受講した会員が認定士試験受験資格を得るという従来型の案もあったが，日本摂食・嚥下リハビリテーション学会会員の職種は，非常に広範囲にわたるので，共通の基本的な医療関連知識を担保する必要があった．たとえば，医療の総論的な内容やリスク管理の知識は教育環境にいる人たちにはあまり馴染みがないかもしれないが，このような知識は学会認定士にとっては必須事項になるべきである．

このような広い内容を含めると，およそ20時間に相当するセミナーが必要になる．これを研修会のスタイルで行うには，物理的，経済的に困難だった．また，日本摂食・嚥下リハビリテーション学会会員は，少人数職場に従事しているため気軽に学会や研修会に参加しにくい環境にあることも多い．このような背景から，当時の資格制度準備委員会（現認定委員会）は，認定士試験受験資格としてのeラーニング構想を理事会に提案し，理事会において歓迎をもって受理され，学会の最重点課題の一つになった．

2008年の第14回学術大会では，総会，シンポジウムでこの構想を発表し，理解をいただいた．その後，2年の歳月を経て，何とか準備が整い，2010年7月，開講に至った．

コンテンツの作成は，日本摂食・嚥下リハビリテーション学会認定士のうち資格制度準備委員会で推薦し，理事会で承認された各分野の専門家76名と認定委員20名が分業してあたった．内容に関しては，コンテンツの作成者と認定委員との間で調整を行った．この作業は困難なこともあったが，各コンテンツは工夫された．また，最初の構想では必要最低限の知識を中心に構成される予定だったが，この域を大きく超えて，非常に充実した内容になった．

実際のeラーニングをご覧いただくとわかるが，1コンテンツ10から15枚程度のスライドに，解説文が付随し，それを読み進め，最後に確認問題をして1コンテンツが終了するという構成になっている．動画なども多用してあり非常にわかりやすい内容である．しかし，一度学習が終了したあとに，再度確認したいということもあるだろうし，もう少し詳しい解説がほしいということもあるだろう．

本書はこのような要望に対応することを目的に出版された．より多くの方に，有効に活用していただけることを願っている．

2010年8月

一般社団法人日本摂食・嚥下リハビリテーション学会
認定委員会委員長　**馬場　尊**

本書をお読みになる前に

本書は，日本摂食嚥下リハビリテーション学会の「e ラーニング」をもとに構成しています．学会の認定士制度規約によれば，e ラーニングとは，

> ・第６条　認定委員会は研修プログラムの一つとして、本制度（注；認定士制度）の求める認定水準としての知識と技能を伝達するためのインターネット学習プログラム（以下「e ラーニング」という）を企画し運営する。e ラーニングは本学会員の希望者に公開される。e ラーニングは本制度の求める認定水準を公開すると同時に、参照履歴登録機能や学習登録機能を作成し、一定基準に達したものに修了証を発行する。

とされています．

本書は，この e ラーニングの学習内容をもとに構成され（次ページ，e ラーニング全体の項目参照），当該プログラム受講者にとってはその学習の一助となるように編纂されています．また，未受講者は同水準のアブストラクトを学習できるとともに，当該プログラム受講に先立つ「予習」として役立てることもできます（**下図**）．

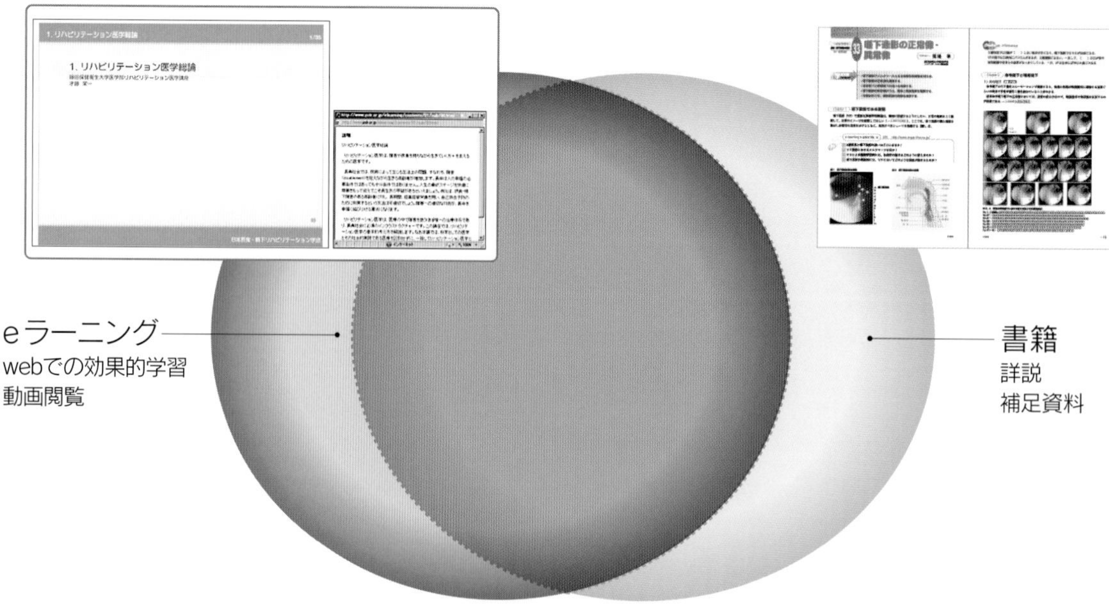

図　e ラーニングと本書の関係（概念）

eラーニング全体項目

分野（第１段階）	授業科目（第２段階）	no.	コース（第３段階）	管理者（敬称略）
摂食嚥下リハビリテーションの全体像（第１分野）	1．総論	1	リハビリテーション医学総論	才藤栄一
		2	摂食嚥下のリハビリテーション総論	椿原彰夫
	2．解剖・生理	3	構造（解剖）	依田光正
		4	機能（生理）	下堂薗恵
		5	嚥下モデル：4期モデル・プロセスモデル	松尾浩一郎
	3．原因と病態	6	摂食嚥下各期の障害	薛　克良
		7	原因疾患：脳卒中	藤島一郎
		8	原因疾患：神経筋疾患	野﨑園子
		9	原因疾患：頭頸部癌	藤本保志
		10	加齢と摂食嚥下機能	植松　宏，山脇正永
		11	摂食嚥下に影響する要因	小口和代
		12	合併症：誤嚥性肺炎・窒息・低栄養・脱水	藤谷順子
摂食嚥下リハビリテーションの前提（第２分野）	4．リスク回避	13	リスク回避のための基礎知識・環境整備	永見慎輔
		14	誤嚥への対応法：体位ドレナージ・ハフィング	加賀谷斉
		15	窒息・嘔吐への対処法	神津　玲
		16	リスク回避に有用な器機と使い方	高橋博達
	5．感染対策	17	感染防御総論	市村久美子
		18	食中毒の予防	石野智子
	6．関連法規・制度	19	訓練実施に関連する医療関係法規	鎌倉やよい
		20	摂食嚥下リハビリテーションに関わる診療報酬	小野木啓子
		21	摂食嚥下リハビリテーションに関わる介護報酬	植田耕一郎
摂食嚥下障害の評価（第３分野）	7．患者観察のポイント	22	主訴・病歴・問診	青柳陽一郎
		23	全身症状，局所症状	石井雅之，加賀谷斉
	8．スクリーニングテスト	24	質問紙・包括的評価	深田順子，小山珠美
		25	摂食嚥下障害の評価（スクリーニングテスト）	戸原　玄
		26	その他のスクリーニングテスト	高橋浩二
		27	医療機器による評価	中山渕利
	9．嚥下内視鏡検査	28	概要・必要物品・管理	野原幹司
		29	検査の実際・合併症とその対策	藤井　航
		30	正常所見・異常所見・小児の検査の要点	太田喜久夫，木下憲治
	10．嚥下造影	31	概要・必要物品・造影剤	武原　格
		32	検査の実際・合併症とその対策（嚥下造影検査）	柴田斉子
		33	正常所見・異常所見，小児の検査の要点	馬場　尊，北住映二
	11．重症度分類	34	摂食嚥下障害臨床的重症度分類 摂食嚥下能力グレード／摂食嚥下状況のレベル	大野友久
摂食嚥下リハビリテーションの介入（第４分野）	12．口腔ケア：総論	35	口腔ケアの定義・期待される効果	角　保徳
		36	歯・義歯・口腔粘膜の観察	渡邊　裕
		37	唾液の基礎知識	菊谷　武
	13．口腔ケア：各論	38	口腔ケアの準備，歯の清掃法，必要器具・薬剤	柴田享子
		39	舌・粘膜の清掃法，洗浄・うがい・保湿，必要器具・薬剤	石田　瞭
		40	小児の口腔ケアのポイント	水上美樹
	14．間接訓練：総論	41	間接訓練の概念	川岸　惠
		42	筋力訓練・関節可動域訓練の基礎	園田　茂
摂食嚥下リハビリテーションの介入	15．間接訓練：各論	43	口腔器官の訓練	西尾正輝
		44	鼻咽腔閉鎖・咽頭収縮・喉頭閉鎖訓練	倉智雅子
		45	発声・発語訓練	福岡達之，藤原百合
		46	準備・口腔期に対する間接訓練	熊倉勇美
		47	咽頭期に対する間接訓練（Thermal tactile stimulation/Shaker 訓練／治療機器）	椎名英貴
		48	咽頭期に対する間接訓練：チューブ嚥下訓練・バルーン拡張法	北條京子
		49	呼吸および頸部・体幹に対する訓練	神津　玲
	16．直接訓練：総論	50	直接訓練の概念・開始基準・中止基準	小島千枝子，岡田澄子
		51	段階的摂食訓練の考え方	柴本　勇
	17．直接訓練：各論	52	直接訓練時の環境設定	浅田美江
		53	直接訓練で用いる嚥下誘発手技	長谷川賢一
		54	体位・頸部姿勢の調整	稲本陽子，岡田澄子
		55	直接訓練で用いる嚥下手技	清水充子
		56	食事場面の直接訓練	小島千枝子
	18．食事介助	57	食事場面の観察（中止を考えるとき，条件を守る工夫）	石﨑直彦
		58	食具・自助具・食事介助方法	竹市美加
		59	摂食嚥下障害患者に対する捕食から嚥下までの介助	小山珠美
		60	認知症（認知機能障害）があるときの食事介助	福永真哉
	19．口腔内装置	61	食事時の口腔内装具（義歯，PAP，PLP）	鄭　漢忠
	20．外科治療	62	嚥下機能改善手術，誤嚥防止手術	津田豪太
摂食嚥下障害患者の栄養（第５分野）	21．臨床栄養の基礎	63	栄養療法の基礎	栢下　淳
		64	栄養スクリーニング・栄養マネジメント	小城明子
		65	リハビリテーション栄養	若林秀隆
		66	サルコペニア	若林秀隆
		67	障害者・高齢者の栄養管理	近藤国嗣
	22．経管栄養法	68	経管栄養の適応・種類と特徴・合併症	瀬田　拓
		69	具体的方法：経鼻経管栄養・間欠的経管栄養法・胃瘻栄養法	藤森まり子，藤島一郎
	23．食物形態の調整	70	食物物性・形態	大越ひろ
		71	増粘食品の使用方法	三鬼達人
		72	嚥下調整食・調理器具	江頭文江
小児の摂食嚥下障害（第６分野）	24．総論	73	小児の摂食嚥下リハビリテーションの特殊性，障害の分類と特徴	弘中祥司，田角　勝
		74	摂食嚥下の発達と障害	弘中祥司
	25．原因疾患	75	構造の異常	舘村　卓
		76	機能の異常	田角　勝
	26．小児への対応	77	評価・介入	綾野理加
		78	栄養管理	近藤和泉

eラーニング 受講方法

（日本摂食嚥下リハビリテーション学会 HPより一部改変）

受講手続きと有効期限

受講には，日本摂食嚥下リハビリテーション学会に入会していることが必要です．

会員が下記の手順に従って受講申請すると，ID とパスワードが発行されますので，IDとパスワードの有効期限内（申し込み月の翌月1日より1年間）に受講を終了してください．有効期限内に修了できない場合は再度受講申請が必要となりますので，ご注意ください．

受講申請

eラーニング受講申請はオンラインで行います．
https://www.jsdr.or.jp/e-learning/e-learning_application3.html

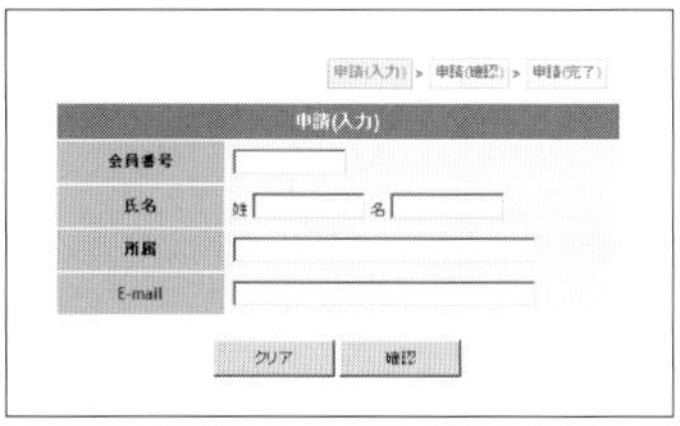

1) 会員番号，氏名，所属，メールアドレスを入力し，「次へ」をクリックして次画面へお進みください．
2) 入力内容に誤りがないことを確認した後，「申請」ボタンをクリックします．
　※入力内容を修正する場合は，「戻る」ボタンを押して入力画面へお戻りください．
3) ご登録メールアドレス宛に，ID とパスワード，ログイン URL が送付されます．
　（2～3日経過してもログイン情報メールが届かない場合は，事務局までご連絡ください．）
4) メールに記載のログインページより ID とパスワードを入力し，受講を開始してください．

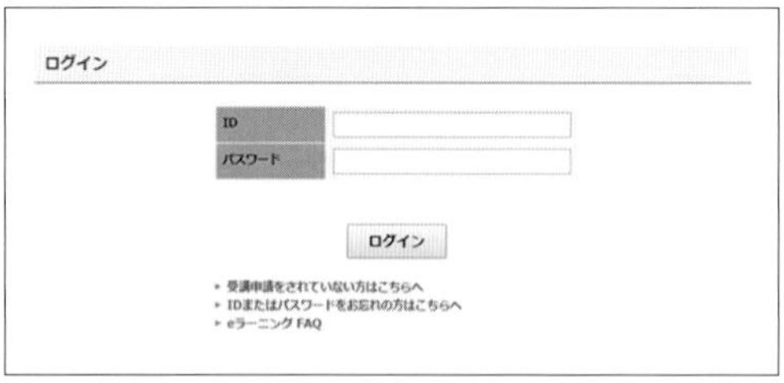

受講コースの選択

1) ログインすると，以下の画面が表示されます．
　講座名称「日本摂食嚥下リハビリテーション学会 e ラーニング Ver.3」をクリックしてください．

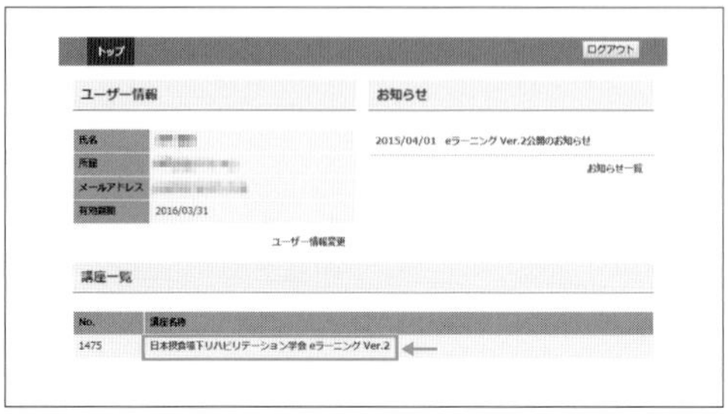

2) 講座一覧画面が表示されます.

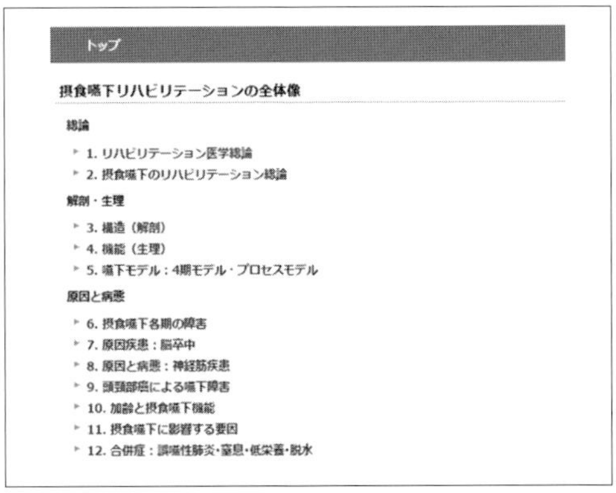

3) 受講するコースをクリックするとスライドショーが始まります.
　※すでに受講済みのタイトルには［済］マークが表示されます.
4) 解説が終了すると，確認問題が表示されます．確認問題の次のページに進むと，確認問題の解答が表示されます.
　※確認問題は各自で答え合わせをお願いいたします．e-ラーニングの修了に関して，確認問題の成績は問われません.
5) 受講が終了したら必ず，最終ページの「この講座を受講済みにする場合は，こちらをクリックして下さい」をクリックしてください.
　※クリックすると「受講済みにしました」と表示されます．この操作を行わずにスライドショー画面を閉じた場合，受講済みとして扱われませんので十分ご注意ください.

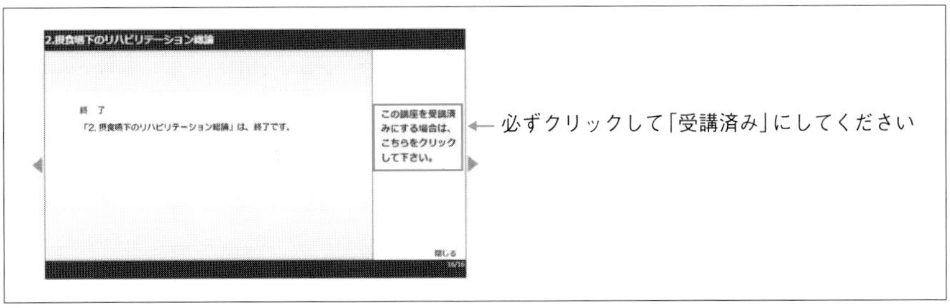

履歴の確認

1) 講座一覧画面のタイトル横に表示される［済］マークをご確認ください.

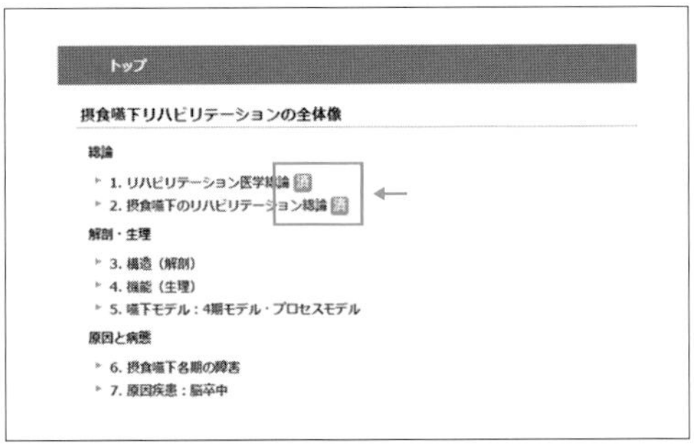

2) 講座一覧画面の下部に全体的な進捗状況を表示しています.

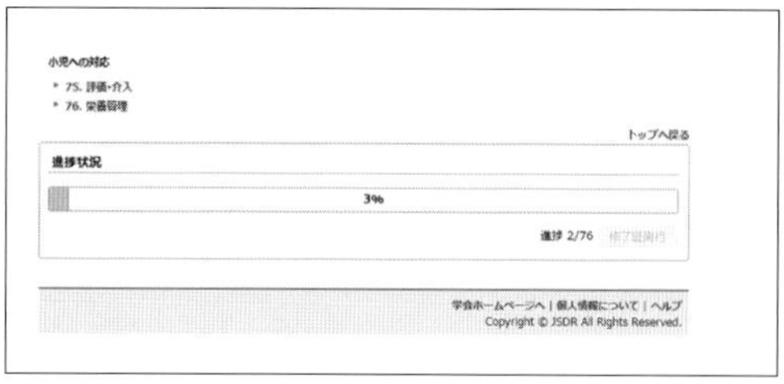

修了証の発行

1) 全ての受講が完了すると，講座一覧画面下「修了証発行」ボタンが有効になります.

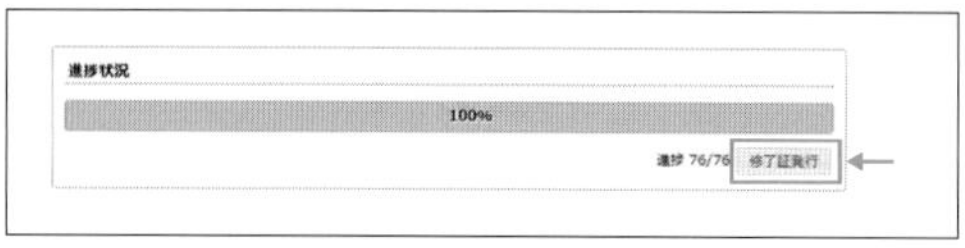

2) 修了証は認定試験申請書に必要です．プリントアウトして大切に保管してください.
ID の有効期間が切れると，印刷できなくなりますのでご注意ください.

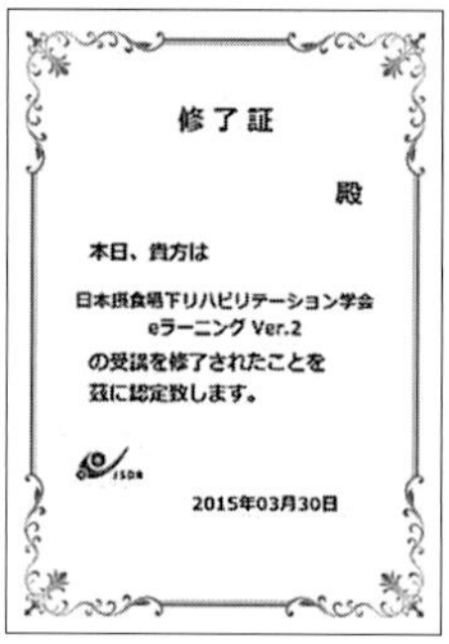

§16

直接訓練（総論）

e-learning

50 直接訓練の概念・開始基準・中止基準

Lecturer ▶ 小島千枝子[1]，岡田澄子[2]

1：藤田医科大学保健衛生学部リハビリテーション学科客員教授
2：元藤田保健衛生大学医療科学部リハビリテーション学科准教授*
＊：名称は在職当時

学習目標 *Learning Goals*

- 直接訓練の定義と意義を理解する
- 直接訓練を安全に開始できる条件を知る
- 直接訓練を中止すべき状態を知る

▶Chapter 1　直接訓練とは → (eラーニング ▶ スライド2)

直接訓練とは，安全に嚥下するための方法を身につけ，食物を嚥下することを通じて嚥下機能を改善させる訓練である．開始には十分な評価と医師・歯科医師の指示を必要とする．安全に嚥下するための方法には，姿勢調整，食物形態調整，嚥下手技，食器の工夫，環境調整などがある（**表1**）．

▶ Chapter 1の確認事項 ▶ eラーニング スライド2対応

1 直接訓練の定義を理解する．

表1　安全に嚥下するための方法

食物形態の調整	嚥下調整食の選択 増粘剤（増粘食品）の濃度 段階的摂食訓練
嚥下訓練手技	嚥下反射誘発法 各種機能訓練法 代償的訓練法 残留除去法 一口量の調整 ペーシングの調整
食具の選択・工夫	スプーンの選択 すくいやすい容器 滑り止めマット 箸やスプーンの持ち手の工夫
環境調整	食事に集中しやすい環境 姿勢の安定

など

表2　直接訓練の注意点

- ・医師・歯科医師の指示により開始（前提条件，開始基準の理解）
- ・実施手順の遵守
- ・訓練中は状態をチェック
- ・問題があれば医師，他スタッフへ報告

表3　経口摂取開始の前提条件（言語聴覚士協会，2005.[1]）

- ・意識が覚醒：JCSで１桁
- ・全身状態安定：重篤な併存症なし，バイタル安定，脱水・栄養障害なし
- ・呼吸状態安定：SpO_2 95%以上，呼吸数20回/分未満
- ・唾液，少量の水で嚥下反射あり
- ・口腔内が清潔で湿潤している

▶Chapter 2　直接訓練の適応 →（eラーニング▶スライド3）

直接訓練は食物を用いて実際に食べることにより摂食機能を高める訓練であるため，誤嚥や窒息など深刻な問題を引き起こす可能性がある．訓練の適応を知り，条件を満たしているかを確認して訓練を行うことが大切である．以下のような場合が適応となる．

① 非経口的に栄養を摂取している摂食嚥下障害患者のうち，経口摂取開始の前提条件を満たし，医師・歯科医師が訓練可能と判断したもの．

② 経口摂取を行っているが，むせや咀嚼困難など何らかの問題を有するもの．

また，**表2**に直接訓練の注意点をまとめる．

Chapter 2の確認事項▶eラーニング スライド3対応

1 直接訓練が適応となるケースがどのようなものかを理解する．

2 直接訓練実施時の注意点を理解する．

▶Chapter 3　経口摂取開始の前提条件 →（eラーニング▶スライド4）

経口摂取開始の前提条件（開始条件）を，**表3**にまとめる．

これらの条件を満たしている場合には，さらに嚥下機能のスクリーニング検査および精査を実施し適応を検討する．条件を満たしていない場合には，状態が安定するのを待って再評価を行う．

Chapter 3の確認事項▶eラーニング スライド4対応

1 経口摂取開始の前提条件を理解する．

▶Chapter 4　直接訓練開始の判断の目安 →（eラーニング▶スライド5）

嚥下機能評価の結果，直接訓練開始が可能か否かを決定する．一般医療機関や在宅では軽度問題，口腔問題，機会誤嚥で，摂食嚥下に詳しい医師や専門家がいる施設では水分誤嚥から，ごく限られた専門機関では食物誤嚥から開始可能と判断される（**表4**）．しかし，患者の認知機能や全身状態等も直接訓練の安全性に影響を与えるため，種々の情報から医師が総合的に判断する．

表4　臨床的重症度分類（才藤，1999.[2]）**と直接訓練開始の判断の目安**

誤嚥なし	7	正常範囲	問題なし・訓練の必要なし		
	6	軽度問題	若干の食事形態の工夫が必要		
	5	口腔問題	おもに準備期や口腔期に中等度から重度の障害がある	←	一般医療機関や在宅で直接訓練可能
誤嚥あり	4	機会誤嚥	誤嚥あるが一口量，姿勢，嚥下法の工夫で水分の誤嚥も防止できる		
	3	水分誤嚥	工夫をしても水分での誤嚥あり．食物形態の工夫が必要	←	医師/専門家がいる施設で可能
	2	食物誤嚥	食物形態を工夫しても食物での誤嚥あり	←	専門医療機関のみで可能
	1	唾液誤嚥	常に唾液の誤嚥がある	←	直接訓練困難

・実現可能な目標を設定
・目標に即した訓練プログラムを立案
　・姿勢
　・食物形態
　・嚥下手技
　・訓練者
　・訓練回数
・訓練効果測定・再評価
・訓練プログラムの見直し

栄養・水分の補充　リスク管理

摂食状態
　5：経口 - 調整 無
　4：経口 - 調整 要
　3：経口>経管
　2：経口<経管
　1：経管

医学的安定
　A：安　定
　B：不安定

医学的安定を保つことが大前提．そのうえで，摂食状況の適切なゴールを設定する

図1　直接訓練の進め方

Chapter 4の確認事項 ▶ eラーニング スライド5対応

1 摂食嚥下障害の重症度分類から直接訓練開始を判断する目安を理解する．

▶Chapter 5　直接訓練の進め方（図1）→（eラーニング ▶ スライド6）

まず，評価をもとに，病態に応じた実現可能な目標を設定する．必ずしも，全量経口摂取することが目標ではない．医学的安定を優先し，状態に応じた目標を立てる．次に，姿勢や食物形態，用いる嚥下手技などを決定し，誰がどの程度の頻度で行うかなど，目標に即したプログラムを立案し，訓練を実施する．訓練中の観察や再評価にて訓練効果を判定し，機能の改善に合わせてプログラムを見直し，さらに訓練を進める．

Chapter 5の確認事項 ▶ eラーニング スライド6対応

1 直接訓練の進め方を理解する．

▶Chapter 6　直接訓練実施の手順 → (eラーニング▶スライド7)

誤嚥や肺炎を防止するため，以下の手順で準備を行い，訓練を実施する.

1. 口腔ケア，唾液・痰の喀出もしくは吸引，義歯の装着
2. 適切な姿勢と嚥下手技の確認
3. 適切な食物形態の訓練食の用意
4. 食器・環境調整
5. 訓練開始

Chapter 6の確認事項▶eラーニング スライド7対応

1 直接訓練実施手順を理解する.

▶Chapter 7　直接訓練中のチェック → (eラーニング▶スライド8)

訓練中のリスク管理も重要である．体調や状態の変化，嚥下状態，摂食状況に常に配慮し，訓練を進める．注意すべき項目を**表5**にあげる.

訓練中にこれらの項目に問題を認めた場合は，ただちに訓練を中止し，医師・他スタッフに報告し指示を仰ぐ.

Chapter 7の確認事項▶eラーニング スライド8対応

1 直接訓練中に確認すべき事項を理解する.

表5　直接訓練中のチェック

体調・状態の変化	覚醒状態，顔色，呼吸状態
嚥下状態	むせ，咳，湿性嗄声 呼吸，声の変化 口腔内残渣
摂食状況	姿勢や摂食方法など遂行状況と効果 詰め込み，流し込み，注意散漫など危険行動の有無

▶Chapter 8　訓練を中断すべきとき → (eラーニング▶スライド9)

訓練開始後，以下の状態がみられる場合には，医師や他スタッフに報告，相談し，いったん訓練を中断する(**表6**)．状態が落ち着いた後，再評価し，訓練再開を検討する.

Chapter 8の確認事項▶eラーニング スライド9対応

1 訓練を一時中断しなくてはならないのはどのような場合かを理解する.

表6　訓練を中断すべきとき

・頻回なむせや湿性嗄声
・発熱
・痰の増加
・炎症反応（CRPやWBC高値）
・意識状態悪化
・全身状態悪化

表7　直接訓練中止を検討すべきとき

・肺炎を繰り返す
・再評価にて食物誤嚥・唾液誤嚥
・呼吸状態悪化が持続する
・意識状態悪化が持続する
・全身状態悪化が持続する
・長期にわたる拒食

▶Chapter 9　直接訓練中止を検討すべきとき →（eラーニング▶スライド10）

注意深く訓練を行っても，**表7**の状態が継続する場合は，訓練が医学的に不安定な状態を引き起こしていると考えられる．直接訓練を中止し医学的安定をはかる必要がある．医師，嚥下チームのメンバーと協議し，中止を検討する．

Chapter 9の確認事項▶eラーニング スライド10対応

1 直接訓練を中止し，治療を優先しなくてはならないのはどのような場合か理解する．

文　献

1）言語聴覚士協会 摂食・嚥下小委員会：経管栄養から経口摂取へ移行する際の基本的手順，言語聴覚士協会，2005.

2）才藤栄一：平成11年度厚生科学研究報告書（長寿科学総合研究事業）「摂食・嚥下障害の治療・対応に関する統合的研究」総括研究報告書．平成11年度厚生科学研究費補助金報告書，1-18，1999.

51 段階的摂食訓練の考え方

Lecturer ▶ 柴本　勇
聖隷クリストファー大学
リハビリテーション学部言語聴覚学科教授

学習目標 *Learning Goals*

- 段階的摂食訓練の考え方が説明できる
- 段階的摂食訓練の適応が説明できる
- 段階的摂食訓練の方法が説明できる
- 段階的摂食訓練における観察項目や注意事項が説明できる

▶Chapter 1　直接訓練における段階的摂食訓練（表1）→（eラーニング▶スライド2）

直接訓練は実際の食物を使用して行う訓練であり，段階的摂食訓練はこれに含まれる．直接訓練は食物を用いて行う訓練全般をさし，誤嚥や窒息のリスクを回避しながら，安全に摂食できるようになることを目標としている．このうち臨床的にスモールステップで難易度を高めながら安全に食べるスキルを獲得したり，機能改善を目指したりする訓練法を段階的摂食訓練という．段階的摂食訓練では，難易度の低い食品を摂取することから開始し，段階的に難易度を高めることによって，最終的に座位で常食の摂取を目指す．実際に食物を摂取しながら行う訓練である．リスク管理には十分注意を払うことが重要である．段階的摂食訓練は，摂食嚥下障害患者の訓練法であるが，小児から高齢者までいずれの年齢層において，何らかの理由で長期間摂食を行っていなかった場合，段階的に摂食を進めることによって安全で効率的に摂食が可能となる場合がある．そのときに，本訓練の考え方を参考にする場合もある．

表1　直接訓練における段階的摂食訓練

- 直接訓練は，食物を用いた訓練全般を指す．このうち食物形態を段階的に向上させる訓練法を段階的摂食訓練という．
- 直接訓練は誤嚥や窒息のリスクを回避しながら，安全に摂食できるようになることを目標としている．
- 段階的摂食訓練では，臨床的にスモールステップで難易度を高めながら安全に食べるスキルを獲得したり，機能改善を目指したりする．
- 摂食での最高難易度は「座位で普通の食事を普通に経口摂取すること」である．段階的摂食訓練では，最高難易度が到達できるようになることを目標に訓練する．
- 実際に食物を摂取しながら行う訓練であるため，リスク管理には十分注意を払う必要がある．
- 長期間摂食を行っていなかった小児や高齢者も適応となり，安全で効率的に摂食が可能となる場合がある．

Chapter 1の確認事項▶eラーニング スライド2対応

1. 段階的摂食訓練の定義と目的を理解する．
2. 段階的摂食訓練ではリスク管理が重要なことを理解する．

表2　段階的摂食訓練の考え方

・姿勢の調整，食物摂取，摂取方法，一口量など安全な摂食条件を設定し，スモールステップで摂食条件を段階的に変更する． ・臨床的に安全性を確認しながら行う． ・数段階の難易度の食事形態の提供が必要であり，本訓練の実施にはそれを提供できることが求められる．各段階の食物選定や，メニュー等の構築は，調理・栄養部門と連携して行う． ・食事形態は，日本摂食嚥下リハビリテーション学会「嚥下調整食分類2013」を参照するとよい． ・次の段階に移行するかの判定には，摂食嚥下障害や患者の全身状態を臨床的に観察しながら行う． ・摂食条件の決定や臨床観察を行うシステムの構築が必要である．

表3　段階的摂食訓練の適応

・姿勢，摂食方法，摂食食物などを検討して，新たなる摂食スキルを獲得する訓練が必要な摂食嚥下障害者 ・摂食嚥下障害と診断され，段階的な改善が期待される症例 ・長時間絶食が続いた者（小児～高齢者）

▶Chapter 2　段階的摂食訓練の考え方（表2）→（eラーニング▶スライド3）

段階的摂食訓練では，姿勢の調整，摂取食物，摂取方法，摂取ペース，一口量など安全な摂食条件を設定し，スモールステップで摂食条件を段階的に変更する．段階的摂食訓練は，数段階の難易度の食物形態の提供が必要であり，本訓練の実施にあたっては，数段階の食物形態の食事を提供できることが求められる．各段階の食物選定や，メニューなどの構築は，調理・栄養部門を中心にリハビリテーション部門等実際に段階的摂食訓練にかかわる職種と連携して構築する．食物形態の段階は，日本摂食嚥下リハビリテーション学会の「嚥下調整食分類2013」を参照するとよい．また，段階的摂食訓練では，医学的観察や摂食場面での判定で次の段階に移行するかの判定を行うので，摂食嚥下障害や患者の全身状態を観察する専門的知識が必要である．実際に提供された食物を，訓練を行う立場や調理する立場で定期的に検討することや，毎日同じ形態の食物をコンスタントに提供できるシステムを構築することも段階的摂食訓練を行ううえで必要である．加えて，摂食条件の決定や臨床観察するシステム構築も求められる．

Chapter 2の確認事項▶eラーニング スライド3対応

1. 段階的摂食訓練の具体的な考え方を理解する．
2. 段階的摂食訓練を行ううえで，どのようなことが必要かを理解する．

▶Chapter 3　段階的摂食訓練の適応 →（eラーニング▶スライド4）

段階的摂食訓練の適応となる患者は，姿勢，摂食方法，摂取食物などを検討して，新たなる摂食スキルを獲得する訓練が必要な摂食嚥下障害患者や，段階的な改善が期待される症例，長時間絶食が続いた者（小児～高齢者）などである（**表3**）．また，段階的摂食訓練は，臨床観察から摂食条件をスモールステップで変更していく方法であり，安全な食物摂取の条件設定ができる人が適応となる．

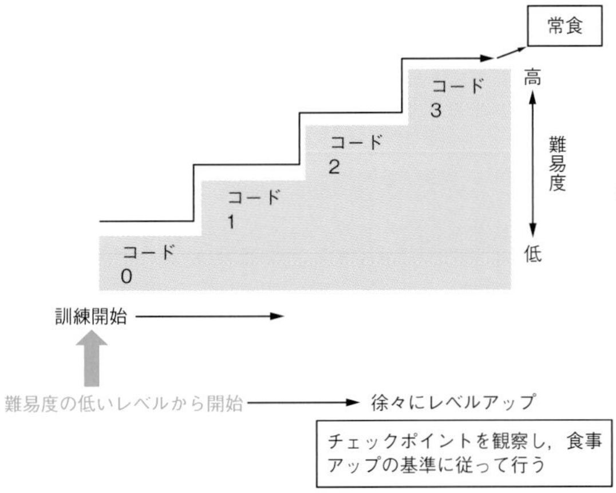

注）コードとは，「嚥下調整食分類2013」で用いられる分類である．コード0→4と数字が上昇するに従って経口摂取の難易度が上がる（詳細は後述）．

図1　段階的摂食訓練の方法（概念）

Chapter 3の確認事項▶eラーニング スライド4対応

1. 段階的摂食訓練は，どのような症例で適応になるかを理解する．

▶Chapter 4　段階的摂食訓練の方法 →（eラーニング▶スライド5）

段階的摂食訓練の方法は，1段階ずつ階段を上るように食物の難易度を向上させていくことである（**図1**）．現在わが国では，3～5段階で行っている施設が多い．「嚥下調整食分類2013」では，5段階となっており，「コード」という用語が使用されている．コード0は一番難易度が低く，コード4は一番難易度が高い．段階的摂食訓練を開始する際は，一番難易度の低い食事から摂取することが基本である．このとき，なるべく誤嚥をしない摂取方法や姿勢で行う．一定期間同じ段階の食物摂取をして，摂食状況トラブルの有無を確認する．問題がなければ1段階向上させ，同じように観察等をする．これを繰り返しながら，段階的に難易度を向上させる．最終的には，常食の摂取を目指す．難易度の向上は，Chapter 9に後述する食事アップの基準に従って判定し，摂食状況やトラブルの有無はチェックポイント（Chapter 10）を観察することで行う．

Chapter 4の確認事項▶eラーニング スライド5対応

1. 段階的摂食訓練の実施方法を理解する．
2. 難易度を引き上げるのは何を基準にするか，実施中は何をチェックするかを理解する．

▶Chapter 5　嚥下調整食分類2013 →（eラーニング▶スライド6）

日本摂食嚥下リハビリテーション学会では，2013年に「嚥下調整食分類2013」を公表した．これは，段階的摂食訓練に代表される，難易度の低い食事から徐々に普通食を食べるようにリハビリテーションを実施するうえでは，明確な食物形態の分類が必要だからである（詳細は，日本摂食嚥下リハビリテーション学科HP　https://www.jsdr.or.jp/doc/classification2013.html参照）．「嚥下調整食分類2013」では，コードと命名して「コード0」から「コード4」までの5段階となっている．現在，さまざまな疾患の患者が嚥下調整食を摂取することを考慮して，低い段階では，「j」と表示されるゼリー，「t」と表示されるとろみを別々に分類していることが特徴である．また，急激に難易度が上昇しないように，コード2を「2-1」と「2-2」の二つに分割している点も特徴である．

Chapter 5の確認事項▶eラーニング スライド6対応

1 段階的摂食訓練等における食物形態分類の必要性を理解する．

Chapter 6 段階的摂食訓練における難易度のアップ（表4）

→（eラーニング▶スライド7）

段階的摂食訓練における難易度は，まず食物の物性，摂取量を変更する．通常，食物の物性と量は，食事の段階が向上するたびに同時に変更される．次に，食物がある程度の段階になったところで，摂取頻度，食事介助か自力摂取，摂取方法（テクニック・姿勢・一口量）の変更を検討して，可能だと判断されたら変更する．ただし，このとき複数の項目を同時に変更してはならない．摂食の条件を変更することは誤嚥などを引き起こす危険性があり，もしもトラブルが発生したときに一つのみの条件の変更であればその原因がすぐに特定でき対処が可能となるからである．なお，摂取頻度は通常2段階目からは3食/日にするが，患者の状態によっては1～2食/日にとどめる場合もある．

表4　段階的摂食訓練における難易度のアップ

・食物形態の難易度を向上させる．
・摂取食物の量を増加させる．
・食事摂取頻度を増加させる．
・食事介助から自力摂取へ変更する．
・代償的な食事摂取方法（摂取方法・姿勢・一口量）を減らす．

＊まず食物形態と量を向上させ，次にその他の条件を変更する．
＊上記条件を複数同時に変更しないことがコツ．
＊条件を一つずつ変更することで，万一トラブルが発生したときにもすぐに原因がわかり，対処できる．

Chapter 6の確認事項▶eラーニング スライド7対応

1 段階的摂食訓練において，難易度の上げ方を理解する．

Chapter 7 臨床現場における食事提供例①（聖隷三方原病院・聖隷浜松病院）

→（eラーニング▶スライド8）

臨床現場における食事提供例を**表5**に示す．これは聖隷三方原病院での段階的摂食訓練の食事基準である．段階的摂食訓練はこの食事基準に則って実施されている．食事基準で開始食は，スライス法で咽頭部をスムースに通過する果汁ゼリーが主体となっている．1食あたり1品で，約100 mL，100 kcalでグレープやオレンジゼリーが提供される．嚥下食Ｉは，粘膜への付着性が低いもので，開始食のゼリー

表5　病院における食事基準の一例

→開始食から患者のレベルに合わせて段階的に進める→
どの段階でもゼリーを加える（交互嚥下）

	開始食	嚥下食Ⅰ	嚥下食Ⅱ	嚥下食Ⅲ	移行食
形態	スライス法で咽頭部をスムースに通過するもの 当院では果汁ゼリーが主体	粘膜への付着性が低いもの 開始食のゼリーに加えスープ，ジュース，重湯などをゼラチンで固めたもの スライス法でべたつき，ざらつきのないもの	嚥下食Ⅰと同様にゼラチンが主体 嚥下食Ⅰより繊維分がやや多く粘膜の付着性が高く，べたつき，ざらつきが多少あるもの	嚥下食Ⅱに加えピューレ状のものを追加する 汁ものの具は豆腐だけ，水分にとろみをつける，嚥下食用増粘剤，でんぷん，多糖類が使用できる	キザミより一口大とし，できるだけ形のあるものとする 水分を多く含むもの，軟らかく煮たもの，細かすぎるもの，パサつくものは避ける 必要ならば水分にとろみをつける
量	1食あたり（1品）約100mL，100kcal 経管栄養主体	1食あたり（2～3品）約300mL，150kcal 経管栄養主体	1食あたり（3～4品）約500mL，300kcal 経管栄養併用	1日3食，成分栄養約2,000mL，1,400～2,600kcal 摂取量により経管栄養併用	1日3食，成分栄養約2,000mL，1,400～2,600kcal 摂取量により経管栄養併用
主食		重湯ゼリー （鯛味噌つき）	重湯ゼリー （鯛味噌つき） パンプリン	全粥，パン粥，パンプリン	全粥，パン粥，パンプリン，うどんそば（水分可能だけ）
その他	グレープゼリー オレンジゼリー アップルゼリー	開始食にプラスしてとろマグロのたたき全卵蒸し，絹ごし豆腐，味噌汁ゼリー，人参ジュースゼリー，プリン，お茶ゼリー，ブレイクレスゼリー	嚥下食Ⅰにプラスして，魚や肉のゼリー寄せ，温泉卵，ポタージュゼリー，野菜のゼリー寄せ，ヨーグルト	嚥下食Ⅱにプラスして，魚や肉のペースト，ムース，かき玉汁のとろみ，オムレツ，スクランブルエッグ，とろろ汁，フルーツピューレ，水ようかん，お茶ゼリーもしくはとろみ茶，アイスクリーム	ハンバーグ，煮魚，蒸し魚，エビダンゴ，いわしつみれ，半熟卵，卵豆腐，ひきわり納豆，木綿豆腐，野菜軟らか煮，軟らかいフルーツ一口大，牛乳乳酸飲料（水分可能），とろみ茶，シャーベット

に加えスープ，ジュース，重湯などをゼラチンで固めたものである．1食あたり2～3品で約300mL，150kcalである．嚥下食Ⅱは，嚥下食Ⅰと同様にゼラチンが主体だが，嚥下食Ⅰより繊維分がやや多く粘膜の付着性が高く，べたつき，ざらつきが多少あるもので，1食あたり3～4品で約500mL，300kcalである．嚥下食Ⅲは，嚥下食Ⅱに加え，ピューレ状のものを追加した食事である．汁ものの具は豆腐だけで水分には必ずとろみをつける．この段階から1日3食が必須となり成分栄養となる．量と熱量は，約2,000mL，1,400～2,600kcalとなる．移行食は，キザミより一口大とし，できるだけ形のある食物形態とする．多くは，水分を多く含むもので軟らかく煮たものである．細かすぎるものやパサつくものは避け，必要に応じて水分にとろみをつける．嚥下食Ⅲと同様1日3食で成分栄養となる．約2,000mL，1,400～2,600kcalの食事である．栄養は，嚥下食Ⅲ以上で1日の必要カロリーが摂取可能となる．ただし，摂取量に応じて経腸栄養など代償的栄養法を実施する．嚥下食Ⅱまでは，栄養が不足するため通常

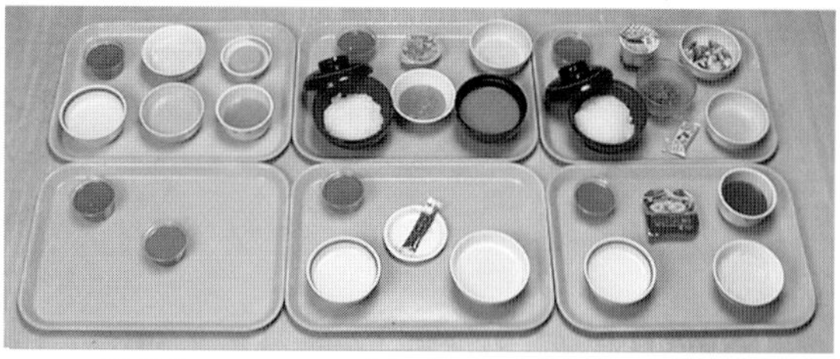

図2　嚥下調整食（聖隷浜松病院）

表6　食事アップの基準

摂食時間が30分以内で，7割以上摂食が3食続いたとき

＊チェックポイント（後述）を観察して，明らかな変化がない場合のみ食事アップをする．
＊嚥下障害が強く疑われるときは，9食（3日間）の様子をみる．

経腸栄養など代償的栄養法との併用である．食品は，難易度が高くなるに従って種類が多くなる．現在市販されている介護食は開始食から活用できるものもある．スーパーなどで市販されている食材は，各段階に応じて選択するか若干手を加えて物性を整える必要がある．

▶Chapter 8　臨床現場における食事提供例②（聖隷浜松病院）

→（eラーニング▶**スライド9**）

図2は実際の食事のイメージである（聖隷浜松病院）．下段左から右，そして上段右になるに従って難易度が高くなっている．嚥下食Ⅱから Ⅲへの難易度が急に高くなるため，聖隷浜松病院では二つの段階の間に1種類増やしている．具体的には，嚥下食Ⅱを2品，嚥下食Ⅲを2品提供している．このように，各施設によって段階を増やすなどの工夫を加えている場合もある．

▶Chapter 9　食事アップの基準

→（eラーニング▶**スライド10**）

食事アップの基準は，摂食時間が30分以内で7割以上の摂食が3食以上続いたときである（**表6**）．3食の食事摂取状況についてチェックポイント（後述）を観察して，明らかな変化がない場合のみ食事アップをする．嚥下障害が強く疑われるときは，9食（3日間）の様子をみることが推奨されている．

Chapter 9の確認事項▶**eラーニング スライド10対応**

1 食事アップの基準を理解する．

▶Chapter 10　食事アップ検討時のチェックポイント →（eラーニング▶スライド11）

食事アップを検討するときのチェックポイントは，発熱の有無，呼吸状態，呼吸音，胸部X線写真，排痰量，咳の有無，患者の訴え，食事時間などで，多くは誤嚥の有無を確認する項目である（**表7**）．ある段階の食事を摂食中にこれらの項目に変化が観察された場合は，その段階以上には進まず，その原因を精査する必要がある．

表7　食事アップ検討時のチェックポイント

- 発熱の有無
- 呼吸状態
- 呼吸音
- 胸部X線写真
- 排痰量
- 咳の有無
- 患者の訴え
- 食事時間

Chapter 10の確認事項▶eラーニング スライド11

1 食事アップを検討するときには，どのような項目に注意するか理解する．

▶Chapter 11　段階的摂食訓練実施上の注意（表8） →（eラーニング▶スライド12）

表8　段階的摂食訓練実施上の注意

- 段階は必ず1段階ずつ向上し，段階を飛ばすことはしない．
- 提供されている食物と段階とを確認する．
- 日々同じ物性の食物が提供されるシステムを構築する．
- 段階的摂食訓練では食物の物性の適正化が大変重要である．
- 摂食嚥下障害患者は，体調等による変動を日々の摂食で観察しながら進める．
- 次の段階に移行する際に，次の段階の食物を1品入れて様子をみるなどより細かな段階設定が有効な場合がある．
- 段階を向上し，うまく食べられているかの確認ができるのは最低3食以上食べたあとである．3食以下で次の段階に移行することは望ましくない．

段階的摂食訓練は，段階的に食物形態の難易度を上げる訓練法であるが，実際の臨床では毎日臨床観察を行い細部まで気を配って対応することが成功のコツである．摂食嚥下障害患者は，わずかな物性の違いや体調の変化で「うまく食べられない」などの問題を呈する場合もあり，患者によってはよりきめ細かな対応をすることが求められる．

まず，段階的摂食訓練は「段階的に」食物の形態を上げていく訓練である．したがって，摂食条件の難易度は必ずスモールステップで考える必要がある．たとえば食物形態の段階は必ず1段階ずつ向上させ，段階を飛ばしてはならない．

また，実際の訓練場面では，本来提供されるべき物性の食物が提供されているかを確認する．同じ物性の食物でも，時間経過によって変化する場合や離水する食品もある．特に，ゼラチンゼリーは18℃以上になると融解するので提供の方法や摂食までの時間を考慮する．粥も温度によって物性が変化したり，離水したりする性質がある．特に粥をミキサーにかけた場合は，温度低下に従って付着性が高くなる特徴がある．このように訓練に使用する食物の特徴を知ったうえで実施することが望まれる．

同時に，日々同じ物性の食物が提供されるシステムを構築することも重要である．食物の物性は調理方法の違いによって変化する．加熱方法や加熱時間など，毎回同じ物性の食物が提供されることが段階的摂食訓練には必要である．

表9 「えん下困難者用食品許可基準」(厚生労働省)(現在は消費者庁に移管)

	許可基準Ⅰ	許可基準Ⅱ	許可基準Ⅲ
硬さ (一定速度で圧縮したときの抵抗) (N/m^2)	$2.5 \times 10^3 \sim 1 \times 10^4$	$1 \times 10^3 \sim 1.5 \times 10^4$	$3 \times 10^2 \sim 2 \times 10^4$
付着性(J/m^3)	4×10^2 以下	1×10^3 以下	1.5×10^3 以下
凝集性	0.2～0.6	0.2～0.9	—
参考	均質なもの(たとえば，ゼリー状の食品)	均質なもの(たとえば，ゼリー状またはムース状等の食品)	不均質なものも含む(たとえば，まとまりのよいおかゆ，軟らかいペースト状またはゼリー寄せ等の食品)

なお，段階的摂食訓練では食物の物性の適正化が大変重要である．ゼリー，ミキサー等提供されている食物の物性が患者の訓練に適しているのかを確認する必要がある．ゼリーやミキサーを提供していても軟らかい場合があり，形態と同時に物性の視点での観察をする．

摂食嚥下障害患者は，体調等により今まで摂食できていた食物でもむせる場合がある．日々の摂食では，絶対に食べられると決めつけずに毎回観察しながら摂食するとよい．

次の段階に移行する際に，うまくいくかわからない場合は，次の段階の食物を1品入れて様子をみるとよい．さらに次の段階の食物を1品ずつ増やして最終的にすべての食物を次の段階に移行する方法をとると，より細かな段階の訓練が提供できる．

段階を向上させ，うまく食べられているのかを確認できるのは，最低3食以上食べたあとである．3食以下で次の段階に移行することは望ましくない．

Chapter 11の確認事項▶**eラーニング スライド12対応**

1 段階的摂食訓練実施上のポイントを理解する．

▶Chapter 12 嚥下調整食の段階(その1) → (eラーニング▶**スライド13**)

嚥下調整食の段階に関しては，これまで全国的に基準化し統一しようという活動がなされてきた．統一できれば，転院や退院後に訓練を継続する場合や摂食嚥下障害患者の生活を支える意味でも重要だからである．2009年には，厚生労働省の「特別用途食品」における「えん下困難者用食品許可基準」が改定され，3段階となった(**表9**)．この基準はその後発足した消費者庁に引き継がれ現在でも表示許可基準に用いられている．本基準では，食品を「硬さ」「凝集性」「付着性」の三つの観点から分類している点が特徴である．本基準は，比較的重度の患者を想定して基準化されている．

Chapter 12の確認事項▶**eラーニング スライド13対応**

1 えん下困難者用食品認可基準の分類上の三つのカテゴリーを理解する．

表10　ユニバーサルデザインフード（日本介護食品協議会）

区　分		容易にかめる	歯ぐきでつぶせる	舌でつぶせる	かまなくてよい
かむ力の目安		硬いものや大きいものはやや食べづらい	硬いものや大きいものは食べづらい	細かくて軟らかければ食べられる	固形物は小さくても食べづらい
飲み込む力の目安		普通に飲み込める	ものによって飲み込みづらいことがある	水やお茶が飲み込みづらいことがある	水やお茶が飲み込みづらい
物性規格	硬さ上限値 N/m^2	5×10^{5}	5×10^{4}	ゾル　1×10^{4} ゲル　2×10^{4}	ゾル　3×10^{3} ゲル　5×10^{3}
	粘度下限値 mPa・s			ゾル　1500	ゾル　1500

（一部抜粋）

表11　嚥下調整食の段階（米国）National Dysphagia Diet（2002）

NDD Level 1	嚥下障害ピューレ食（Pureed：均一で凝集性が強く，プディング状で，ほとんど咀嚼が不要）
NDD Level 2	嚥下障害調整食（Mechanical Altered：凝集性があり，水分が多く，半固形，若干の咀嚼が必要）
NDD Level 3	嚥下障害移行食（Advanced：軟らかい形態で，ある程度の咀嚼が必要）
標準食	Regular：すべての食形態

NDDでは，4段階の半固形/固形の食形態（food）が提案されている．

Chapter 13　嚥下調整食の段階（その2）→（eラーニング▶スライド14）

日本介護食品協議会は「ユニバーサルデザインフード」との名称で，4段階の基準を作成している（**表10**）．これは，咀嚼も入れて基準化しているのが特徴である．区分の基準は，かむ力と飲み込む力の目安，および物性として，硬さと粘性が採用されている．他の基準よりも若干機能がよい患者を想定していると思われる．

Chapter 14　嚥下調整食の段階（米国）（表11）→（eラーニング▶スライド15）

米国では，2002年にNational Dysphagia Dietという基準が示された．常食まで入れて4段階となっている．わが国との違いは，一番難易度が低い食物がピューレである点である．わが国では，嚥下食にゼラチンゼリーが多く用いられているが，米国では用いられていない．聖隷三方原病院の基準における嚥下食Ⅱ～Ⅲの中間あたりから開始されている．わが国よりも軽症の嚥下障害患者を想定していると思われる．

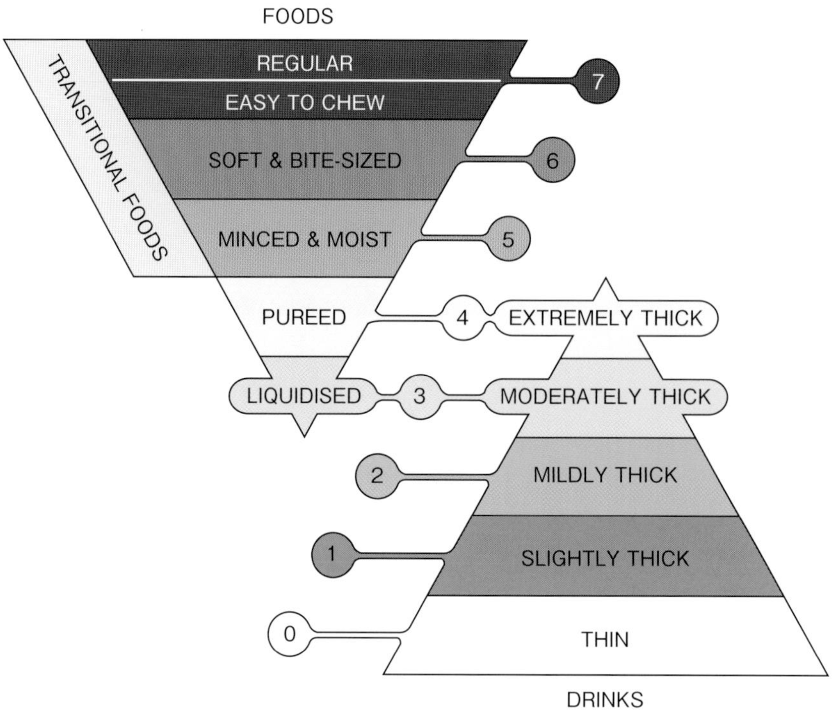

図3　The IDDSI Framework

・食物・飲料水を7段階に分類している.
・分類法については，決められた方法に従って行う.
・世界9か国の研究者や実践者が集って検討を重ねている.

▶Chapter 15　International Dysphagia Diet Standardization（図3）

→（eラーニング▶スライド16）

近年では嚥下調整食を国際的に標準化しようという活動がなされている．北米，ヨーロッパ，日本など世界から専門家が集って検討されてきた．このような活動で，世界のいたるところで同じ視点で段階的摂食訓練を行うことができる時代が到来する可能性がある．

文　献

1）藤島一郎：脳卒中の摂食・嚥下障害，第2版，医歯薬出版，東京，1998.
2）才藤栄一，向井美恵 監修：摂食・嚥下リハビリテーション，第2版，医歯薬出版，東京，2007.
3）聖隷三方原病院　嚥下チーム：嚥下障害ポケットマニュアル，第2版，医歯薬出版，東京，2003.
4）藤島一郎：口から食べる Q&A，第3版，中央法規出版，東京，2002.
5）日本嚥下障害臨床研究会 監修：嚥下障害の臨床―リハビリテーションの考え方と実際，医歯薬出版，東京，1998.
6）藤島一郎 監訳：嚥下障害―その病態とリハビリテーション―，第3版，医歯薬出版，東京，1998.
7）Martin AW：Dietary management of swallowing disorders. Dysphagia, 6：129, 1991.
8）聖隷三方原病院嚥下チーム：嚥下障害ビデオシリーズ－仮性球麻痺の嚥下訓練，医歯薬出版，東京，1998.
9）金谷節子 編：ベッドサイドから在宅で使える嚥下食のすべて，医歯薬出版，東京，2004.

§17

直接訓練（各論）

e-learning

e4-2

52 直接訓練時の環境設定

Lecturer ▶ 浅田美江
愛知県看護協会教育研修課長
摂食・嚥下障害看護認定看護師教育課程主任教員

学習目標 Learning Goals

- 直接訓練に必要な環境設定の視点がわかる
- 直接訓練時の環境の設定方法がわかる

▶Chapter 1 人間—環境系からみた環境の要素 →（eラーニング▶スライド2）

ここでは，人間と環境は一体であるという人間—環境系（man-enviroment system）の観点から，環境設定を考える．環境設定には，**表1**に示した四つの要素がある．

Chapter 1の確認事項▶eラーニング スライド2対応

1 患者を取り巻く環境を，四つの視点で理解する．

▶Chapter 2 直接訓練時の環境設定の目的 →（eラーニング▶スライド3）

直接訓練時の環境設定の目的は，次の2点である．

① 直接訓練の効果を高めるための環境を整えること
② 誤嚥・窒息のリスクに備えた環境を整えること

Chapter 2の確認事項▶eラーニング スライド3対応

1 直接訓練環境設定時の目的を理解する．

表1　人間—環境系からみた環境の要素

直接訓練の対象者	・患者の身体的・心理的・社会役割的要素
物的環境	・患者の生活空間を形成する要素 例）温度，湿度，騒音，臭気，採光，空気 建築・インテリアなどの生活空間，情報コミュニケーション 生活用品，福祉機器，用具などの道具　など
人的環境	・患者を取り巻く人間関係によって生じる要素 例）医療・福祉関係者，家族・同室者，勤務先関係者　など
管理的環境	・患者の生活にかかわる規範や慣習などを形成する要素 例）治療計画管理，安全管理，社会資源の活用　など

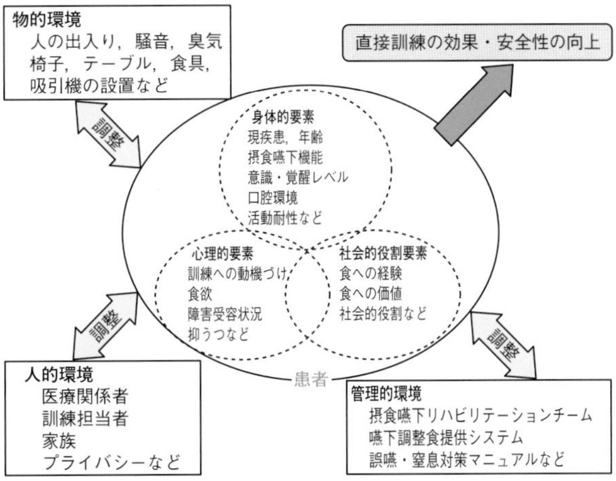

図1　直接訓練時の環境設定の対象

▶Chapter 3　直接訓練時の環境設定の対象 →（eラーニング▶スライド4）

図1は，直接訓練時の環境設定の対象を示す．

直接訓練時の環境設定の対象には，患者を取り巻く外的環境としての物的環境，人的環境，管理的環境の三つがある．直接訓練時にはこの三つの視点から環境設定を行うことになるが，直接訓練の効果・安全性を向上させるためには，外的環境に働きかけるのみでは不十分である．このほかに，患者の覚醒レベルの向上を図る，口腔ケアを行って口腔環境を整える，訓練への動機づけを行って訓練意欲を高めるなど，身体的側面・心理的・社会的側面から患者の内的環境を整える視点が求められる．

Chapter 3の確認事項▶eラーニング スライド4対応

1. 直接訓練時に設定しなくてはならない三つの環境を理解する．
2. 患者周囲の環境設定と同時に，患者本人へのアプローチが必要になることを理解する．

1　直接訓練の効果を高めるための環境

▶Chapter 4　直接訓練前の患者へのアプローチ →（eラーニング▶スライド5）

次に，直接訓練時の環境設定の目的に沿って，患者の内的環境，および外的環境における三つの環境設定の視点の具体例を説明する．

直接訓練の効果を高めるためには，まず直接訓練前に患者本人に対するアプローチを行い，内的環境としての患者の状態を整えることが重要である（**表2**）．

直接訓練直前まで眠っていた患者は，訓練に集中することができないことが多い．この状況下では訓練効率が上がらず，誤嚥のリスクを高めることになる．そのため直接訓練を行う患者については，看護・介護チームとの連携のもとに日常生活リズムを整え，直接訓練時に覚醒状態を維持できるようにアプローチを行う必要がある．覚醒レベルを改善するためには，訓練直前の口腔ケアと間接訓練の実施，睡眠導入剤の投与時間と種類・量の調整，一日のスケジュールの調整などを通じた日常生活リズムの構築が

表2　直接訓練の効果を高めるための直接訓練前の患者へのアプローチ

覚醒レベル・集中力の改善	・口腔ケアによる口腔内の刺激 ・間接訓練，嚥下体操の実施 ・摂食嚥下機能に影響する薬剤の投与時間の調整（睡眠薬，抗パーキンソン病薬など） ・直接訓練開始時の本人への説明と意識づけ
口腔環境の調整	・口腔ケアの実施 ・義歯の調整，装着
耐久力の向上	・栄養管理 ・全身状態の改善

効果的である．また訓練開始前には，患者に「食べる練習を行うこと」を口頭や書字，ジェスチャーなどにより説明し，動機づけを行うようにする．

また，義歯の調整や食後の口腔ケアの実施などにより口腔環境の調整を行うこと，直接訓練時の耐久力向上のために栄養管理や全身状態の改善を図ることも重要である．

Chapter 4の確認事項▶**eラーニング スライド5対応**

1. 直接訓練前に患者に対して行う三つのアプローチを理解する．
2. 覚醒レベル・集中力を改善するために実施する内容を理解する．
3. 口腔環境の整備，耐久力の向上のために実施する内容を理解する．

▶Chapter 5　物的環境の設定─共通（その1）→（eラーニング▶スライド6）

物的環境の設定としては，まず，気持ちよくおいしく「食べる」訓練をすることができるよう，換気や採光に配慮し，ベッド・テーブル周囲を整頓しておくことが重要である．特に，病室内で直接訓練を行う場合には，ポータブルトイレ使用後や同室者のオムツ交換後の換気を十分行い，食欲へ配慮する．また，ベッドや食事に使用するテーブル周囲は片づけ，訓練者が座って落ち着いて訓練を行えるスペースを確保する．

直接訓練実施時には，患者と水平位置で目線を合わせるよう椅子に座る．これは，**図2左**のとおり立位での介助では患者の顔が上向きになり，頸部を伸展させて誤嚥を誘発する危険性があるためである．また，介助をする際の位置は，訓練者がスプーンで提供する食物を患者が正面で視覚認識できる場所とする．高齢の患者で老眼がある場合には，正面の少し離れた位置で食物を提示することにより，視線が食物に向けられやすくなることがある．一方，**図2右**のように，不適切な方向からの介助では，側方，あるいは後方から食物が近づいてくるために，患者が食物の存在を認識するタイミングが遅れることになる．これらを考慮して，介助者の椅子を配置する必要がある．

Chapter 5の確認事項▶**eラーニング スライド6対応**

1. 換気・採光・ベッドやテーブル周囲の整頓が重要な物的環境設定の対象であることを理解する．
2. 訓練時の患者との位置関係を理解する．

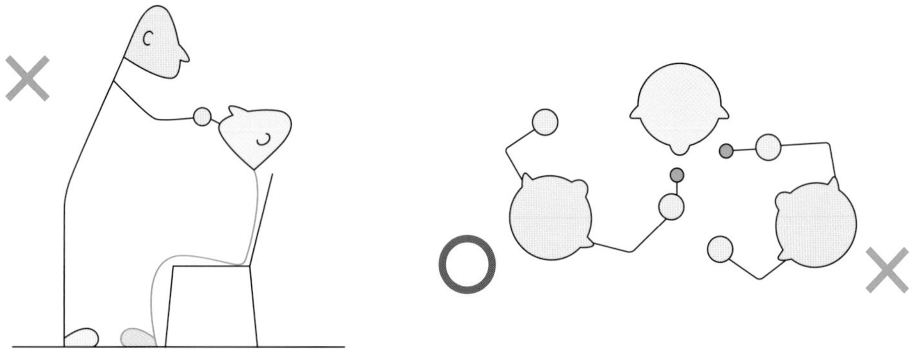

図2　訓練者と患者の位置関係の調整（舘村，2009. [1]より）
・患者と水平位置で目線を合わせることができる訓練者の姿勢の調整，椅子に座った姿勢での訓練の実施
・患者が訓練者の提供する食物を正面から視覚認識できる位置の調整

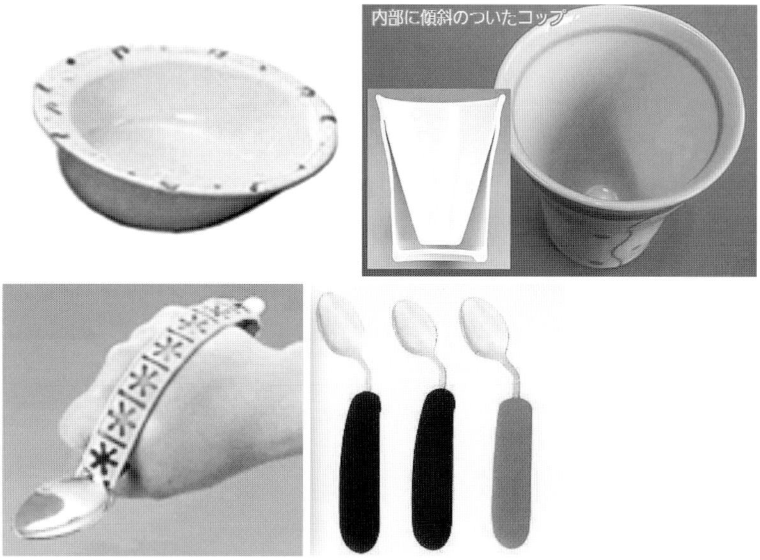

図3　食器・食具の準備
食物を口に運ぶための上肢の機能や，食具を把持するための手指の機能，口への取り込みの機能などを考慮して食器・食具を選択
・形状が工夫されたスプーン，フォーク，箸などの食具
・形状が工夫された皿，カップなどの食器
・すべり止めマットなど自力摂取訓練のための物品の準備

▶Chapter 6　物的環境の設定—共通（その2）（食器・食具の準備）

→（eラーニング▶**スライド7**）

食物を口に運ぶための上肢の機能や，食具を把持するための手指の機能，口への取り込みの機能，咽頭の機能などを考慮し，食器・食具を選択することも環境設定における視点の一つである（**図3**）.

たとえば，咽頭残留を起こしやすい患者のスプーンは，一口量の調整がしやすく取り込みやすいように，小さく，浅く，幅の狭いものを選択する．また手指の機能が低下している場合には，柄が太く握りやすいものや柄の部分の形状を変えられるものを選択するなどの工夫をする．

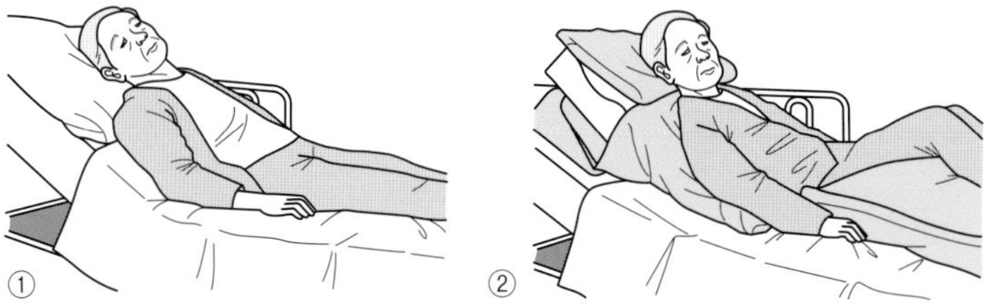

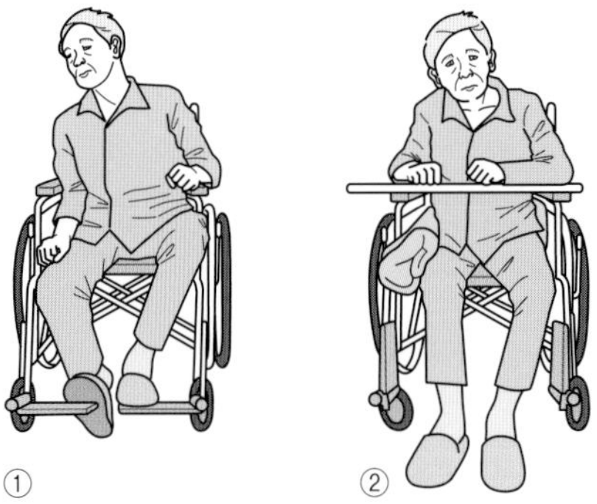

図4　(東嶋，2010．[2)])
上：円背が強い患者への姿勢調整例
下：左片麻痺患者の車椅子座位への姿勢調整例

頸部を伸展させずに飲めるようにするためには，鼻のあたる部分をU字型にカットする，内部の傾斜を強くする等の形状を工夫したコップ等がある．片麻痺のある者が健側上肢のみで自力摂取ができるようにするためには，滑り止めつきの皿やトレー，食器の下に敷くマットなど，の自助具が市販されている．

Chapter 6の確認事項▶**eラーニング スライド7対応**

1　物的環境の設定として患者の機能に合わせて食器・食具を選択することが重要であることを理解する．

▶Chapter 7　物的環境の設定—共通(その3)(姿勢を安定させるために必要な物品の準備・調整) →(eラーニング▶**スライド8**)

体幹角度の調整や体位の設定が必要な患者では，クッションや足台など姿勢調節のための物品の準備が必要である．また，座位姿勢で訓練を行う場合，特に自力摂取の訓練を行う場合には，車椅子の種類の選択，テーブル・椅子の高さの調整が重要となる．

図4上は，円背の強い患者への姿勢調整例である．①は頸部が伸展しているのに対し，②では膝下にクッションを挟み，肩甲帯周囲から頸部にかけてバスタオルやクッションなどにより隙間を埋めることで姿勢を安定させている．円背患者の臥位時にはベッドと頭部の間の空間が大きくなるため，基準寝具の枕一つでは，頸部が伸展しやすいため注意が必要である．

図4下は左片麻痺患者の車椅子座位での姿勢調整例である．①で非麻痺側に回旋していた体幹は，足底を床につけること，車椅子ボード上に両上肢をのせること，車椅子と大腿の隙間を埋めることにより，②では安定している．両上肢が自然にのせられるよう，テーブルの高さ，奥行きにも配慮する．

Chapter 7の確認事項▶**eラーニング スライド8対応**

1　姿勢安定に必要な物品の準備，調整の要点を理解する．

表3　集中力が途切れやすい患者への対応

(1) 外部からの視覚・聴覚刺激の調整を行う
〈病室の場合〉
・テレビや周囲の談笑などの聴覚情報の抑制
・カーテンでの遮蔽によるベッド周囲からの視覚情報の抑制
〈食堂の場合〉
・テレビや周囲の談笑などの聴覚情報の抑制
・人の出入りの少ない場所の設定
・一人用テーブルの使用など
〈共通〉
・テーブル上の物品の最小化：食事や食具以外の物品の排除
・エプロン，食器の工夫：模様や柄の目立つ物の回避
(2) テンポよく食物を提供する
・口腔内の食物を飲み込んでいる間に次の一口を見せて意識化を図る　これにより，一口から次の一口までに生じる“食への注意”の中断を防ぐ

▶Chapter 8　物的環境の設定─集中力が途切れやすい患者への対応（表3）

→（eラーニング▶スライド9）

注意障害のある患者や集中力が途切れやすい患者に対しては，外部からの視覚・聴覚刺激を調整する．こうした患者は，少しの物音や動くものに対して鋭敏に反応し，食事への集中力を低下させてしまうためである．そのためには，まずテレビを消す．病室のベッド上で訓練を行う場合には，ベッド周囲をカーテンで遮蔽することも効果的である．

また，食堂で訓練を行う場合には，集団での食事をあえて避け，壁に向かった席やパーテーションにより視覚を遮断した席を選択する．一人用のテーブルを使用してもよい．食堂の入り口や配膳車付近などでの訓練は，人の動きや物音で注意が逸れやすいために避ける．

テーブル上の食事に関係しないものは片づけ，患者の注意が他に逸れないよう配慮する．エプロンや食器の柄が目立つと意識が逸れやすいため，配慮が必要である．また，咽頭期の問題が少ない場合には，患者の注意を逸らさないようテンポのよい食物提供も重要である．

Chapter 8の確認事項▶eラーニング スライド9対応

1. 集中力が途切れる患者に対する物的環境設定の要点を理解する．

▶Chapter 9　物的環境の設定─視覚認識に問題のある患者への対応（図5）

→（eラーニング▶スライド10）

高齢者など視力低下がある場合には，配色のコントラストを意識して盛り付けし，食器の選択にも配慮する．白トレーに白食器，白飯では，視力の低下した高齢者や構成障害などの高次脳機能障害を呈する患者に，主食や副食の存在を認識されにくい．

また，半側空間無視がある場合には，非無視側→正面→無視側と段階的に食物の位置を変更し，徐々に注意が無視側へ向くように環境を調整するとよい．自力摂取で無視側の食物の見落としがある場合には，声かけやみえる範囲への食器の移動により食物の存在を認識してもらう．半側空間無視への適応を促すためには，非無視側への食器移動の頻度は徐々に減らし，無視側へ注意が向くよう働きかける．無

(1) 高齢者など視力低下がある場合
・配色のコントラストを意識した配膳を行う

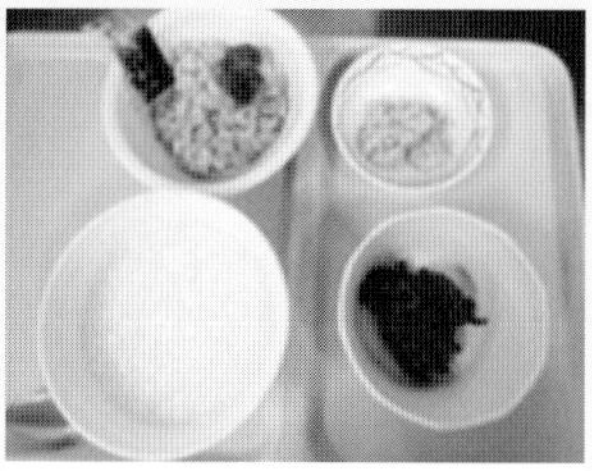

白トレーに白食器，白飯では
主食の存在が認識されにくい

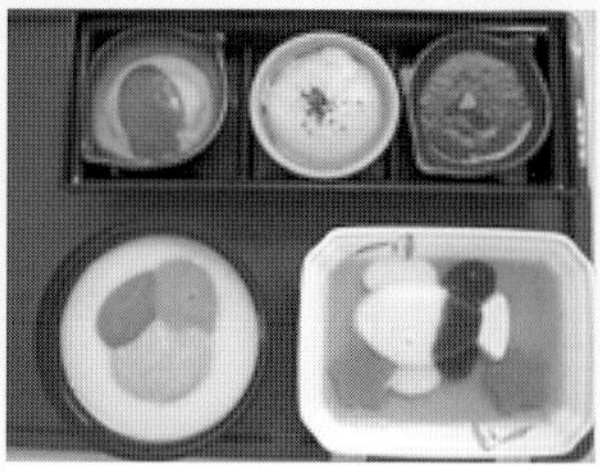

トレー，食器，食物の色彩に
配慮し，存在感を出すとよい

(2) 半側空間無視がある場合
・覚醒状態が不安定な場合には，非無視側から介助して食物認識を促す
・自力摂取で無視側の食物の見落としがある場合には，声かけやみえる範囲への食器の移動により，食物の存在を認識してもらう
・無視側に意識を向ける訓練として食事場面を設定する場合には，あえて非無視側の視界を壁やパーテーションなどで遮断し，正面〜無視側から介助する方法もある

図5　視覚認識に問題のある患者への対応

視側に意識を向ける訓練として食事環境を設定する場合には，あえて非無視側の視界を壁やパーテーションなどで遮断し，正面〜無視側から介助する方法もある．

Chapter 9の確認事項 ▶ eラーニング スライド10対応

1 視力低下等に対しては，食器等の配色に配慮することを理解する．
2 半側空間無視等がある場合には食器移動等により無視側に意識を向けさせることを理解する．

▶Chapter 10　人的環境の設定，管理的環境の設定 →（eラーニング ▶ スライド11）

人的環境の設定としては，すべての訓練担当者が一定水準以上の技術をもって訓練にあたれるようにすることが求められる．訓練者個々の知識・技術の向上はもちろんであるが，訓練にかかわるチームメンバー全員が患者の嚥下障害の病態に適した姿勢調節法や代償的嚥下法を理解し，実践できなければ訓練の安全性が確保できない．そのため管理的環境の設定としては，訓練方法の周知に向けた教育をチームメンバー（看護・介護）に行うとともに，患者の摂食時の条件（摂食姿勢，代償的嚥下法など）を掲示して共通理解するなどの対策が必要となる．

また，訓練に用いる嚥下調整食を提供するためには，管理栄養士や調理師と連携して段階的な食形態のある嚥下調整食提供システムを確立すること，常に同一の物性で安定した品質の嚥下調整食を提供できるように品質管理を行うことも不可欠である．

さらに，直接訓練の安全性を高めるためには，訓練者と患者が一対一でゆったりと直接訓練に臨めるようにするための人員配置や訓練時間の調整，摂食嚥下障害の重症度を考慮した職種間の役割分担（重症度の高い患者は言語聴覚士が担当し，それ以外のものを看護師が担当するなど）とした人的資源管理の視点も重要である．

表4　吸引器の設置，救急カートの設置・整備

(1) 直接訓練実施場所への吸引器の設置
- 誤嚥・窒息などの突発事故発生時に，すぐに使用できるようにするための吸引器の整備
- すぐに使用できるよう，吸引ホースや吸引カテーテルを吸引器へ接続
- 食堂で直接訓練を行う場合には，食堂にも吸引器を設置し，ハイリスク患者は吸引器（図6）の近くで訓練を実施できるよう調整

(2) 救急カートの設置と整備
- 不測の事態に備えて，救急カート内の気管チューブ，喉頭鏡，バイトブロックなどを整備
- 喉頭鏡は，ライトの点灯確認

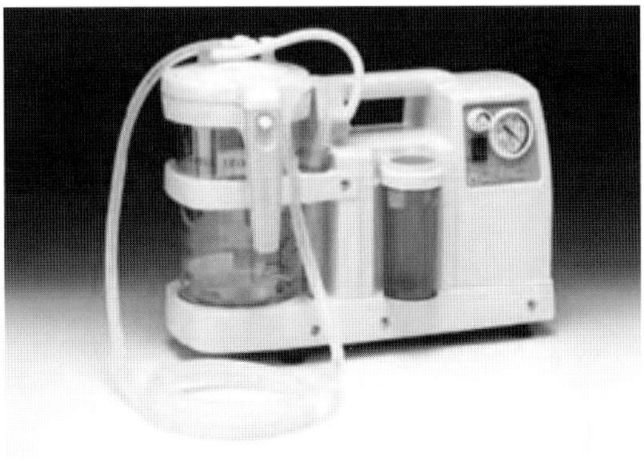

図6

Chapter 10の確認事項▶eラーニング スライド11対応

1 訓練担当者への教育，相互理解，食事提供のシステム化，役割分担の重要性を理解する．

2 誤嚥・窒息のリスクに備えた環境設定

Chapter 11　物的環境の設定（表4）→（eラーニング▶スライド12）

次に，誤嚥・窒息のリスクに備えた環境設定について説明する．

まず，物的環境の設定では，直接訓練実施場所へ吸引器を設置することが必須である．すぐに使用できるよう，吸引ホースや吸引カテーテルは吸引器へ接続するとともに，作動を確認しておく．また，食堂で直接訓練を行う場合には，食堂にも吸引器を設置し，ハイリスク患者はその近くで訓練を実施できるように調整する．

窒息など生命危機にかかわる状況が発生した場合には，救急カートを使用することになる．日常的にカート内を点検し，整備しておくことも重要である．

Chapter 11の確認事項▶eラーニング スライド12対応

1 直接訓練時に誤嚥・窒息のリスク管理として必要な物的環境を理解する．

Chapter 12　人的環境の設定，管理的環境の設定→（eラーニング▶スライド13, 14）

誤嚥・窒息に備えた訓練者個々のリスクマネジメントの技量は，患者の生命予後に影響する．そのため，誤嚥・窒息の徴候を知り異常の早期発見ができること，誤嚥・窒息発生時の対処方法がわかり実践できることが求められる．よって環境設定では，訓練者に対する不測の事態に備えた教育が重要となる（**表5**）．

直接訓練や食事介助は，食事の時間帯に同時進行で複数の患者に対し行われる場合がある．複数名を担当する場合には時間調整を行い，窒息のハイリスク者には常に観察体制がとれる環境を調整する．特

表5　誤嚥・窒息に備えた訓練者への教育

・誤嚥・窒息の徴候の早期発見に向けた教育 ・誤嚥・窒息発生時の対処方法に関する教育 ・吸引器の使用方法に関する教育 　緊急時には，医師・看護職以外の職種が吸引器を使用できるよう，使用方法を教育

表6　食事時間における人員配置

・複数の直接訓練担当者がいる場合の時間調整 ・誤嚥・窒息ハイリスク者の病室（特に個室）での食事の回避 食堂やナースステーションなど，複数のスタッフで観察する機会の多い場所での訓練実施（特に自力摂取者）

表7　誤嚥・窒息に備えた教育・管理的環境の設定

①誤嚥・窒息時の対処マニュアルの整備 　・誤嚥・窒息発生時の患者への対処方法の明記 　・医師，家族など必要連絡先の明記 ②誤嚥・窒息発生時に備えた訓練の実施 　・職員への誤嚥・窒息発生時の対処方法に関する訓練・指導

に自力摂取を行う患者では，食事時間中のすべてを一対一で対応しなくてもよい場合がある．このときには，病室（特に個室）において一人で食事摂取を行う時間帯をつくらないようにし，食堂やナースステーションなど，複数のスタッフの目が届く場所での食事摂取を進めるとよい（**表6**）．

また，誤嚥・窒息時の対処マニュアルの整備や，訓練者およびそれ以外の職員を対象とした訓練・指導を行っておくことも重要である．急変時を想定した具体的な訓練の実施は，職員の対処能力を高めるのに役立つ（**表7**）．

Chapter 12の確認事項 ▶ eラーニング スライド13, 14対応

1 リスクマネジメントの一環として，訓練者への教育が重要であることを理解する．
2 誤嚥・窒息時の対処マニュアルの整備や職員の訓練・指導の重要性を理解する．

文　献

1）舘村卓：摂食・嚥下障害のキュアとケア，医歯薬出版，東京，pp.112-116，2009.
2）東嶋美佐子編：摂食・嚥下障害への作業療法アプローチ．医歯薬出版，東京，pp.114-117，2010.
3）才藤栄一，向井美惠監修：摂食・嚥下リハビリテーション，第2版，医歯薬出版，東京，pp.186-195，2007.
4）向井美惠，鎌倉やよい編：摂食・嚥下障害の理解とケア．学研，東京，pp.95-109，2003.
5）藤島一郎他編：摂食・嚥下障害ケア，羊土社，東京，2013.
6）川口孝泰：看護における環境調整技術のエビデンス—環境看護学の射程—．臨床看護，29：1880-1886，2003.
7）川口孝泰：「環境調整」の可能性と看護の役割．Nursing Today，21（11）：20-24，2006.
8）川口孝泰他編：食事の援助技術，中央法規出版，東京，2008.

53 直接訓練で用いる嚥下誘発手技

Lecturer ▶ 長谷川賢一
東北文化学園大学医療福祉学部
リハビリテーション学科言語聴覚学専攻教授

学習目標 *Learning Goals*

- 直接訓練における嚥下誘発手技について理解する
- 各手技についてその効果と手順を説明できる
- 嚥下誘発手技を用いることができる

▶Chapter 1　はじめに →（eラーニング ▶ スライド1）

嚥下障害のリハビリテーションでは，機能回復の視点から，また機能代償の視点から，さまざまな嚥下手技が用いられている．ここでは直接訓練で用いられる嚥下誘発手技の目的と効果，実施方法について解説する．

▶Chapter 2　嚥下誘発手技とは →（eラーニング ▶ スライド2）

摂食嚥下障害では，食塊を口腔内に取り込んだまま嚥下運動が停止したり，嚥下反射の惹起不全など多様な症状が認められる．リハビリテーションアプローチにおいて，直接訓練は食物を用いて行うため，窒息や肺炎など生命の危険を伴う．

嚥下誘発手技は，① 嚥下運動を活性化・意識化し，食べはじめに起こりやすい誤嚥を防止する，② 運動・感覚機能に働きかけて嚥下を促通する，③ スムースな摂食嚥下動作の誘発など，直接訓練における嚥下機能の改善を図るとともに，機能の代償，リスクの軽減といった観点から重要な手法である（**表1**）．

表1　嚥下誘発手技のおもな目的

① 誤嚥の防止
② 嚥下の促通
③ 摂食嚥下動作の誘発

Chapter 2の確認事項 ▶ eラーニング スライド2対応

1 嚥下誘発手技の目的を理解する．

▶Chapter 3　おもな嚥下誘発手技（表2）→（eラーニング ▶ スライド3）

嚥下反射の誘発や運動の促通を目的として行われる代表的な手技には，1) 冷圧刺激法（thermal tactile stimulation），2) 前頸部徒手刺激による嚥下反射促通手技，3) K-point刺激法がある．冷圧刺激法には間接喉頭鏡を用いるものと凍らせた綿棒を用いる方法がある．

嚥下誘発手技が有効と思われるおもな対象は，① 嚥下反射が誘発されにくいケース，② 嚥下反射が遅延するケース，③ 随意的な嚥下運動が困難なケース，④ 先行期の障害などにより嚥下運動が中断するケースなどである．

表2　嚥下誘発手技と対象

代表的な手技	・冷圧刺激法（thermal tactile stimulation） ①Lazzaraらの冷圧刺激 ②のどのアイスマッサージ ・嚥下反射促通手技 ・K-point刺激法
対象	・嚥下反射が誘発されにくいケース ・嚥下反射が遅延するケース ・随意的な嚥下運動が困難なケース ・嚥下運動が中断するケースなど ※なお，誘発手技は摂食前の準備としても用いられる．

誘発手技は直接口腔内に触れたり，徒手的に運動を行ったりすることから，実施にあたっては目的・方法などを事前にしっかり説明し，了解を得ておく．なお，嚥下誘発手技は摂食前の準備としても用いられることがある．

Chapter 3の確認事項 ▶ **eラーニング スライド3対応**

1 代表的な嚥下誘発手技を理解する．
2 嚥下誘発手技のおもな対象を理解する．

▶Chapter 4　冷圧刺激法①（Lazzaraらの冷圧刺激） →（eラーニング ▶ スライド4）

冷感刺激を用いる方法には，Lazzaraらの冷圧刺激やのどのアイスマッサージなどがある．冷感刺激を用いること，また圧刺激も同時に加えていることから，冷圧刺激（thermal tactile stimulation）といわれる．これらの手技は刺激直後の嚥下反射惹起を早めるが，持続的な嚥下反射の誘発効果は期待できない．なお，咬反射がある場合は間接喉頭鏡や綿棒を咬み込む危険性があるので注意する．

Lazzaraらの冷圧刺激法[1]は，口腔内の冷感刺激により嚥下にかかわる神経系を覚醒させ，嚥下反射の惹起時間の短縮や嚥下反射の誘発を目的とする．方法は，冷やした間接喉頭鏡の背面で左右の前口蓋弓を4～5回刺激して，嚥下反射が起こるまでの時間短縮を狙う（**図1**）．

Chapter 4の確認事項 ▶ **eラーニング スライド4対応**

1 冷圧刺激を用いる二つの方法を理解する．
2 Thermal tactile stimulationの目的，方法を理解する．

▶Chapter 5　冷圧刺激法②（のどのアイスマッサージ）（図2） →（eラーニング ▶ スライド5）

のどのアイスマッサージ[2]は，凍らせた綿棒（アイス棒）で嚥下誘発部位である軟口蓋，舌根部，咽頭後壁などに触れたり，圧刺激を加えたりして嚥下にかかわる神経系を覚醒させ，嚥下反射・運動を誘発することを目的とする．

方法は，まず開口を指示し，口腔内が汚れていないことを確認する．次に冷水に付けたアイス棒で舌

〈目的〉
嚥下反射の惹起時間の短縮や嚥下反射の誘発.
〈方法〉
冷やした間接喉頭鏡の裏面で
左右の前口蓋弓を 4~5 回刺激して,
嚥下反射が起こるまでの時間短縮を狙う

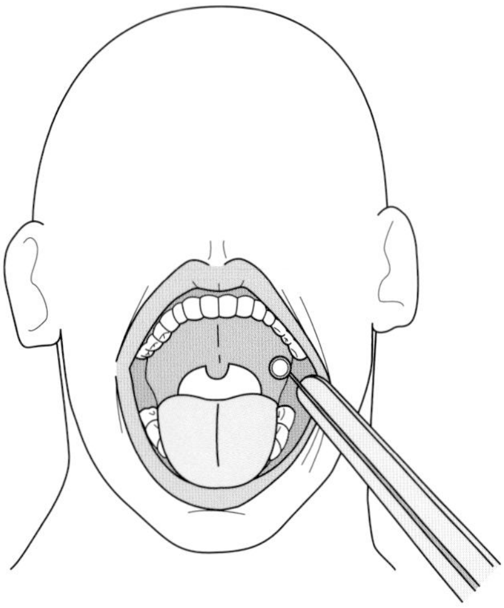

図 1　Lazzara らの冷圧刺激 (Lazzara, et al. ,1986.[1] を参考に作成)

〈目的〉
嚥下反射・運動の誘発
〈方法〉
・開口を指示し，口腔内が汚れていないことを確認する
・冷水に付けたアイス棒で舌背，咽頭後壁や軟口蓋などの嚥下反射誘発部位を左右方向へ数回触れる
・アイス棒を口腔内から取り，空嚥下させる
〈注意点〉
・触れ方に注意する（部位，強さなど）
・嘔吐反射，咬反射などに注意する
・冷凍状態のアイス棒をそのまま使用しない
・嫌がる人に強制しない

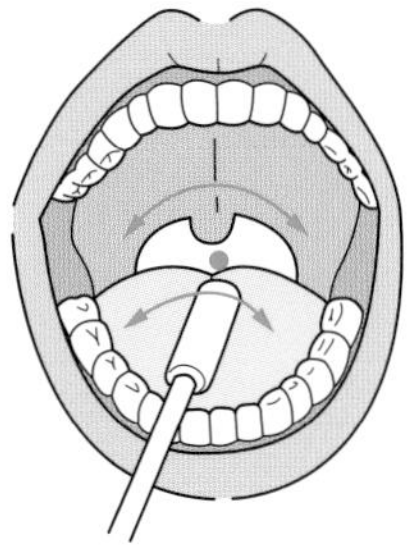

図 2　のどのアイスマッサージ

背や咽頭後壁，軟口蓋などの嚥下反射誘発部位を左右方向へ数回触れる．その後，アイス棒を口腔内から取り出し，空嚥下させる．

なお，注意点としては口腔内過敏の有無を事前に確認する．また口腔内に直接触れるため，触れ方に注意する．具体的には，いきなり触れない，はじめから奥に触れない，強く触れないことである．さらに嘔吐反射，咬反射などに注意する．そのほか，低温やけどを防ぐため冷凍状態のアイス棒をそのまま使用せず，水で軽く表面をとかしてから使用する．嫌がる人に強制しないといった点にも注意する．

Chapter 5の確認事項 ▶ **eラーニング スライド5対応**

1 のどのアイスマッサージの目的，方法，注意点を理解する．

▶Chapter 6　前頸部徒手刺激による嚥下反射促通手技（図3）

→（eラーニング ▶ **スライド6**）

前頸部徒手刺激による嚥下反射促通手技[3,4]は，嚥下筋群への外的な知覚入力により嚥下反射ならび

〈目的〉
・嚥下反射ならびに運動の誘発
・嚥下筋群の可動性の保持・強化
〈方法〉
・摂食に適した姿勢をとる
・甲状軟骨の両脇に指をそえて，甲状軟骨から下顎下面に向かって指を上下させる
・指を下ろしたあと，患者に飲み込むように指示する
〈注意点〉
・顎を軽く引いた状態で行う
・甲状軟骨を強く押さえすぎない
・水，食物を用いている場合は，誤嚥に注意する

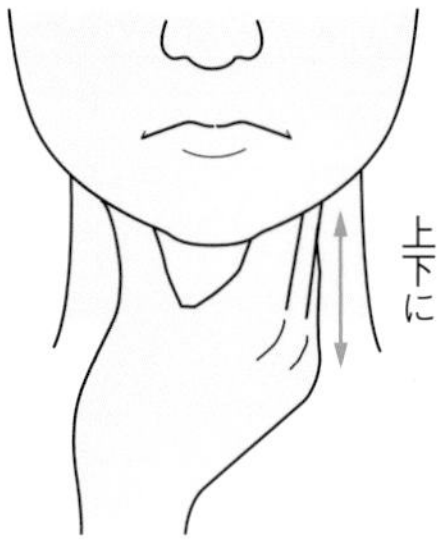

図３　嚥下反射促通手技

に運動の誘発を目的とする．同時に嚥下反射や嚥下運動を繰り返すことによって，嚥下筋群の可動性を保持・強化することが期待される．

適応は，随意的な嚥下が困難であったり，著しく遅れたりするケースで，嚥下の惹起や嚥下に要する時間短縮に効果がある．

方法は，まず患者の体幹，頸部，頭部を安定させ摂食に適した姿勢をとらせる．患者に飲み込むことを求めながら甲状軟骨の両脇に指をそえて，甲状軟骨から下顎下面にかけて指で上下に摩擦刺激を繰り返す．

実施にあたっての注意点としては，甲状軟骨にそえた指を上下させるため顎が上がった状態になりやすいので，顎を軽く引いた状態を保持する．本方法では甲状軟骨は上下しないので甲状軟骨を強く押さえすぎないようにする．また，水，食物を用いている場合は，徒手的刺激後の誤嚥に注意する．

Chapter 6の確認事項▶**eラーニング スライド6対応**

1 嚥下反射促通手技の目的，適応，方法，注意点を理解する．

▶Chapter 7　**K-point刺激法**（表3）→（eラーニング▶スライド7）

K-point刺激法[5]は，口腔内の特定部位の刺激により，開口や咀嚼様運動の惹起ならびに嚥下反射を誘発する手技である．間接訓練，直接訓練における嚥下機能の改善を目的として用いられる．

本手技のおもな適応は偽性球麻痺患者で，① 咬反射のために開口できないケース，② 嚥下反射が起こりにくいケース，③ 口腔内に食物を含んだまま嚥下運動が中断するケースである．なお，球麻痺患者では反応は誘発されない．

方法は，K-point（臼後三角後縁のやや後方の内側面）を軽く触圧刺激する．なお，反応の誘発には，正しい部位を適切に触れる必要がある．部位と刺激方法の詳細については「食具を用いた直接訓練」を参照のこと．

注意点としては，K-pointの部位を正確に触れる，刺激の際には部位を強く圧迫しない，刺激には指やアイス棒，Kスプーンなどを用い，先端の尖ったものは使用しない，等があげられる．

表3　K-point刺激法の目的・対象・方法・注意点

目的	・開口や咀嚼様運動の惹起ならびに嚥下反射の誘発 ・嚥下機能の改善
対象	・偽性球麻痺患者で， ①咬反射のために開口できないケース ②嚥下反射が起こりにくいケース ③口腔内に食物を含んだまま嚥下運動が中断するケース
方法	・K-point（臼後三角後縁のやや後方の内側面）を軽く触圧刺激する
注意点	＊球麻痺患者には効果がないので注意 ・K-pointの部位を正確に触れる ・強く圧迫しない ・先端の尖ったもので触れない

Chapter 7の確認事項 ▶ eラーニング スライド7対応

1 K-point刺激法の目的，対象，方法，注意点を理解する．

▶Chapter 8　K-point刺激法の手順①（摂食前準備に適応する場合・摂食中に動きが停止する場合）（表4）→（eラーニング▶スライド8）

K-point刺激法を摂食訓練前の準備として用いる場合と，摂食中に口腔内に食物を入れた状態で動きが停止したときに用いる場合の実施手順について述べる．

摂食訓練前の準備としては，咀嚼様運動や嚥下反射を促通して，嚥下にかかわる諸機能を活性化させ，摂食開始時に起きやすい誤嚥防止やスムーズな摂食を目的として摂食前に行う．実施方法は，まず口腔ケアを行う．その後，アイス棒などを用いてK-point部位を刺激し，その後に惹起される咀嚼様運動や嚥下反射惹起を確認する．これを数回繰り返したあと，摂食を開始する．

摂食中に食物が口腔内に残った状態で動きが停止した場合は，アイス棒やスプーンでK-point部位を刺激し，運動を再開させる．

Chapter 8の確認事項 ▶ eラーニング スライド8対応

1 「摂食訓練前の準備」「摂食中に口腔内に食物を入れた状態で動きが停止した場合」にK-point刺激法を用いる場合の実施手順を理解する．

▶Chapter 9　K-point刺激法の手順②（開口障害のない患者で，送り込みや嚥下反射が起こりにくい場合）→（eラーニング▶スライド9）

開口障害のない患者で，送り込みや嚥下反射が起こりにくい場合のK-point刺激の実施手順は，刺激に適したKスプーンなどを準備する．開口させて奥舌に食物を置き，用いたスプーンでK-pointを軽く圧迫刺激し，スプーンを抜く．咀嚼様運動に続いて嚥下反射が自動的に起こる（**図4**）．

表4　K-point刺激法の手順①
（摂食前の準備として，摂食中に動きが停止する場合）

摂食訓練前の準備に用いる場合	・まず口腔ケアのあと，綿棒などを用いて，K-pointを刺激する． ・咀嚼様運動や嚥下反射惹起を確認する． ・数回繰り返す　→　摂食を開始する．
摂食中に口腔内に食物を入れた状態で動きが停止する場合	・食物が口腔内に残った状態で動きが止まったら，アイス棒やスプーンでK-pointを刺激する　→　運動が再開
注意点	・いずれも偽性球麻痺患者でないと効果がない．

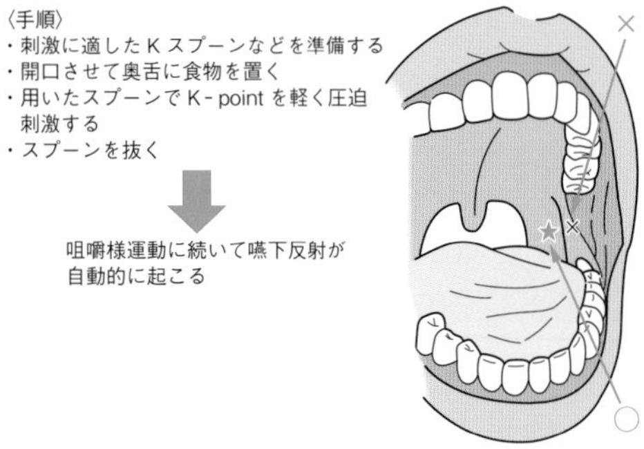

図4　K-point刺激法の手順②
（開口障害のない患者で，送り込みや嚥下反射が起こりにくい場合）

Chapter 9の確認事項▶eラーニング スライド9対応

1 開口障害がなく，送り込みや嚥下反射が起こりにくい場合のK-point刺激の実施手順を理解する．

文　献

1) Gisela de Lama Lazzara MA, Cathy Lazarus MA, Jeri A Logemann：Impact of thermal stimulation on the triggering of the swallowing reflex. Dysphagia, 1：73-77, 1986.
2) 聖隷三方原病院嚥下チーム：嚥下障害ポケットマニュアル．第2版，医歯薬出版，東京，2003.
3) 小島義次，植村研一：麻痺性嚥下障害に対する嚥下反射促通手技の臨床応用．音声言語医学，36：360-364，1995.
4) 日本摂食嚥下リハビリテーション学会医療検討委員会：訓練法のまとめ（2014版）．日摂食嚥下リハ会誌，18（1）：55-89，2014.
5) Chieko K, Ichiro F, Ruri O, et al.：Jaw opening and swallow triggering method for bilateral-brain-damaged patients：K-point stimulation. Dysphagia, 17：273-277, 2002.

54 体位・頸部姿勢の調整

Lecturer ▶ 稲本陽子[1]，岡田澄子[2]

1：藤田医科大学保健衛生学部リハビリテーション学科教授
2：元藤田保健衛生大学医療科学部リハビリテーション学科准教授*
＊：名称は在職当時

学習目標 Learning Goals

- 直接訓練で用いる姿勢調整法の意義を理解する
- 代表的な体位・頸部姿勢調整の方法と効果を理解する
- 体位・頸部姿勢調整の注意点を知る

Chapter 1　体位・頸部姿勢調整[1)]（表1）→（eラーニング ▶ スライド2）

食物が口腔，咽頭を通過する際は，常に重力の影響を強く受け，高低の差があれば低いほうに流れ，口腔や咽頭に角度がつけばゆっくりと流れる．これを利用し，食物を口腔・咽頭の機能のよい側へ誘導し，通過速度を調整することで，誤嚥や咽頭残留の防止を図る．また，姿勢を調整することで，空間を狭くしたり広くしたり操作できる．これを利用して食物を口腔・咽頭の機能のよい側へ誘導し，誤嚥や咽頭残留の防止を図る．苦痛が少なく，複雑な手続きを要しないため，認知機能に障害がある場合にも比較的容易に実施可能であるという利点があり，かつ効果が高い．

しかし，適応を誤り不適切な方法を用いると嚥下状態を悪化させる危険があるため，十分な評価を行ったうえで，個々の患者に最も適した方法を用いることが大切である．

Chapter 1の確認事項 ▶ eラーニング スライド2対応

1 体位や姿勢をかえることでどのような効果があるかを理解する．

表1　体位・頸部姿勢調整の定義，意義

体位・頸部姿勢調整とは	・直接訓練および食事の際に，誤嚥防止，咽頭残留軽減を目的として姿勢を調整することで重力を利用したり，空間を操作して，食塊の通過経路や速度をかえること．
体位・姿勢調整の意義	・体幹をリクライニングさせたり，頸部を屈曲，伸展，回旋させることで，食物を機能のよい側へ誘導し，また通過速度を遅くすることで，誤嚥や咽頭残留を防止する． ・苦痛が少なく，複雑な手続きを要しないため，比較的容易に実施可能で，かつ効果が高い． ・適応を誤ると嚥下状態を悪化させる危険ある．

Chapter 2　代表的な体位・頸部姿勢調整法 →（eラーニング ▶ スライド3）

さまざまな体位・頸部姿勢調整法が紹介されているが，ここでは**表2**に代表的なものを紹介する．

表2　代表的な体位・頸部姿勢調整法

- 体幹角度調整（リクライニング位）
- 体幹側傾・側臥位
- 頸部回旋法
- Chin down（頭部屈曲位，頸部屈曲位，複合屈曲位）
- 頭頸部伸展位
- リクライニング位＋体幹回旋
- 基本的な姿勢

Chapter 2の確認事項▶eラーニング スライド3対応

1 代表的な体位・頸部姿勢調整法を理解する.

Chapter 3 体幹角度調整（リクライニング位）（表3） →（eラーニング▶スライド4）

おもな対象者：対象となる患者は多く，誤嚥がある場合には一度は試す価値のある方法である．一般に，摂食嚥下障害が重度なほど，30度程度の低い角度のほうが誤嚥が少ないが[2, 3]，咽頭や背部の構造的個人差や病変，その他さまざまな要因によって適した角度が異なるため，個別に十分評価を行って適切な角度を設定する.

方法：ギャッジアップ可能なベッドまたはリクライニング車椅子を用い，体幹を後方へ倒す．このとき，体幹および頸部がリラックスでき，また体がずり落ちて姿勢が崩れないように，

① 股関節および膝関節を軽度に屈曲させること

② 頸部が過伸展しないように枕で調整すること

③ 背部が背もたれに接し左右へ傾いていないこと

が大切である.

注意点：口腔内の送り込みを助ける作用があるが，水分はすばやく咽頭まで落ちてしまい，かえって誤嚥を招くことがある.

Chapter 3の確認事項▶eラーニング スライド4対応

1 体幹角度調整の考え方を理解する.

2 体幹角度調整の方法，ポイントを理解する.

表3 体幹角度調整（リクライニング位）

意義	・体幹を後方へ傾けることにより，食物が咽頭後壁をつたいゆっくりと通過し，誤嚥を防ぐ ・気道が食道の上の位置となり，食物が気道へ落ちるのを防ぐ ・口腔も後方へ傾くため，重力によって食物が送り込まれやすくなる
おもな対象者	・嚥下反射惹起前に咽頭に入った食物を誤嚥する ・咽頭残留した食物を誤嚥する ・口腔内の送り込みに障害がある ・痛みや疲労などにより安定した座位が保てない
方法	背もたれ調整の可能なリクライニング車椅子やベッドを使用．注意点は以下のとおり ・頸部が過伸展しない ・背部が背もたれやベッドに密着し安定している ・股関節，膝関節が軽く屈曲

Chapter 4 リクライニング位と座位の利点・欠点 →（eラーニング▶スライド5）

リクライニング位と座位の利点・欠点を**表4**に示した．姿勢選択の参考にされたい.

表4　リクライニング位と座位の利点・欠点

	利　点	欠　点
リクライニング位 （30度，45度，60度等）	・気道が上，食道が下になるため，食物が気道に入りにくい ・重力の影響が減り，食物が咽頭をゆっくり通過する ・重力を用いて，口腔内の送り込みができる ・姿勢を安定させやすく，疲労しにくい	・頭頸部が伸展しやすい ・自力摂取が困難 ・水分は，口腔を素早く通過するため誤嚥しやすい
座　位 （90度）	・食膳が見渡せる ・自力摂取しやすい	・食物が気道に落ちやすい ・体幹が不安定になりやすい

一般に30度リクライニングが安全性が高いといわれるが，病態や咽頭・頸椎の形態によっては座位のほうが安全な場合もある．VF等で適応を確認することが望ましい．

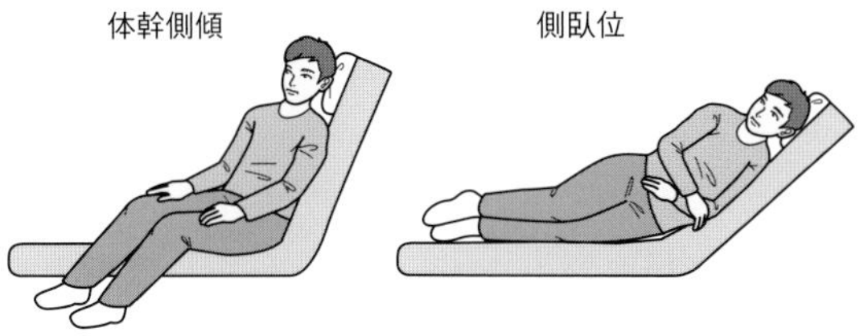

図1　体幹側傾・側臥位
意義
体幹側傾：体幹を右または左に傾け，機能のよい側に食物を誘導し嚥下することで，誤嚥，咽頭残留を防止する．
側臥位：機能のよい側を下，悪い側を上にすることで，側傾よりも食塊を誘導する効果が高まる．

Chapter 4の確認事項▶eラーニング スライド5対応

1 リクライニング位と座位の利点，欠点を理解する．

▶Chapter 5　体幹側傾・側臥位の意義[3] →（eラーニング▶スライド6）

側傾よりも側臥位のほうが，食塊を一側へ集める効果は高いが，患側を下にすることもあり，その場合は痛みや疲労の原因になりやすい．クッション等を用いることや，手や足の位置に十分な配慮が必要である（**図1**）．

Chapter 5の確認事項▶eラーニング スライド6対応

1 体幹側傾・側臥位の考え方，効果を理解する．

▶Chapter 6　体幹側傾・側臥位のおもな対象者，方法 →（eラーニング▶スライド7）

表5に，体幹側傾・側臥位のおもな対象者，方法を掲げる．

多くの場合，食塊は咽頭の非麻痺側を通過しやすいが，麻痺側を通過しやすい場合もある．VF正面像で食塊が通過しやすい側を確認することが望ましい．

Chapter 6の確認事項▶eラーニング スライド7対応

1 体幹側傾・側臥位の対象，方法を理解する．

表5　体幹側傾・側臥位の要点

おもな対象者	咽頭通過に左右差があり，左右どちらかの梨状窩残留，食道入口部通過不良がある場合．
方法	体幹側傾：機能の悪い側の肩，背中，臀部等にクッションやバスタオル等を入れて高くする．重力を利用して食物を傾けた側へ集めて嚥下させる．軽度な場合は，頬杖をつくように頭部を傾けるだけでもよい． 側臥位：機能の悪い側を上にした側臥位にする．後ろへ倒れてくる場合にはクッション等を背中に当てる．

▶Chapter 7　頭部回旋法（head rotation，横向き嚥下）（図2）

→（eラーニング▶スライド8）

図2に，頭部回旋法の要点をまとめる．

意義：頭部を回旋することで，非回旋側の咽頭腔が広くなり，食道入口部の圧が低くなることが報告されている[4, 5]．

方法：咽頭残留の防止，食道入口部の通過改善を目的とする場合には，あらかじめ咽頭機能の悪い側に頭部をひねり（回旋し），嚥下する．咽頭残留を除去する目的で行う場合には，嚥下後に残留のある側と反対側に回旋させて嚥下する．

Chapter 7の確認事項▶eラーニング スライド8対応

1. 頭部回旋法の意義，方法を理解する．
2. 頭部を回す方向と食塊の通過側の関係を理解する．

意義
・回旋すると反対側の梨状窩および食道入口部が広がり食塊の通過が改善する．
・回旋すると反対側の梨状窩残留が減少しやすい．

適応
・咽頭残留や食塊通過に左右差がある場合．
・食道入口部通過が不良な場合．

方法
・咽頭機能の悪い側に頭部をひねり（回旋），嚥下させる．
・咽頭残留を除去する目的で行う場合には，嚥下後に残留のある側と反対側に回旋させて嚥下させる．

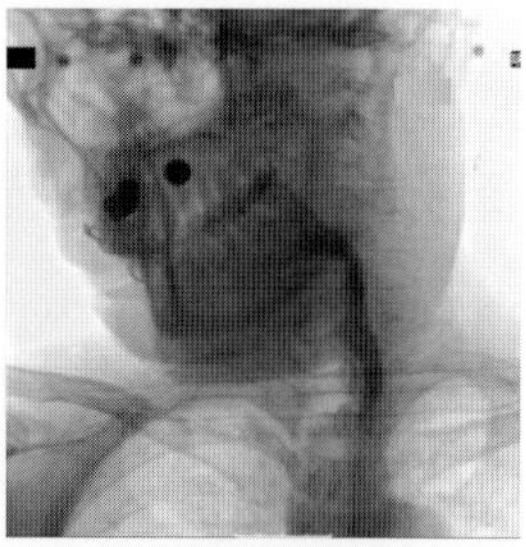

頭部右回旋

図2　頭部回旋法（head rotation，横向き嚥下）

▶Chapter 8　Chin down（頭部屈曲位，頸部屈曲位，複合屈曲位）の定義[6]

→（eラーニング▶スライド9）

表6にchin downの意義，バリエーションをまとめる．

Chin downは頭部屈曲位，頸部屈曲位，複合屈曲位（頭部屈曲＋頸部屈曲），頸部屈曲頭部伸展位等いくつかの肢位の総称であり，それぞれ効果が異なる[7]．そのため，患者の病態を十分評価し，使い分けが必要である．VF等で効果を確認し適した肢位を用いることが望ましい．

表6　Chin down（頭部屈曲位，頸部屈曲位，複合屈曲位）の意義，バリエーション

意義

・頭部，頸部を屈曲させ咽頭の形を変えることで，食物の通過経路を変え，誤嚥を防止する

Chin downのバリエーション[7)]

・Chin downは頭部屈曲位，頸部屈曲位，複合屈曲位（頭部屈曲＋頸部屈曲），頸部屈曲頭部伸展位等いくつかの肢位の総称であり，それぞれ効果が異なる．使い分けが必要である．

頭部屈曲位：咽頭腔を狭める．喉頭の入り口を狭める．
頸部屈曲位：咽頭腔を広げる（個人差あり）．喉頭の入り口を狭める．
複合屈曲位：咽頭腔を広げる．喉頭の入り口を狭める．
頸部屈曲頭部伸展位（頸部前屈突出位）：食道入口部を緩める．

Chapter 8の確認事項▶eラーニング スライド9対応

1 Chin downの定義と，chin downに含まれる各体位の効果を理解する．

Chapter 9　Chin down（頭部屈曲位，頸部屈曲位，複合屈曲位）の対象，方法 →（eラーニング▶スライド10）

図3に，chin downのおもな対象者，方法をまとめた．なお，方法については以下に詳細を記す．

方法

・頭部屈曲位：二重顎になるように上位頸椎のみを屈曲させる．
・頸部屈曲位：下を向くように下位頸椎を屈曲させる．
・複合屈曲位：頭部と頸部を同時に屈曲させる．
・頸部屈曲頭部伸展位：顎を突き出すように頭部を伸展させ，頸部は屈曲させる．

おもな対象者

頭部屈曲位：中咽頭が狭まるため，舌根部と咽頭後壁が接触しないなど咽頭の収縮が低下し咽頭残留がある場合
頸部屈曲位・複合屈曲位：頸部の緊張が高い場合，嚥下前誤嚥が生じる場合
頸部前屈突出位（頸部屈曲頭部伸展位）：食道入口部の圧を減じる傾向があるため，嚥下前誤嚥が生じる場合，食道入口部通過が不良の場合

方法

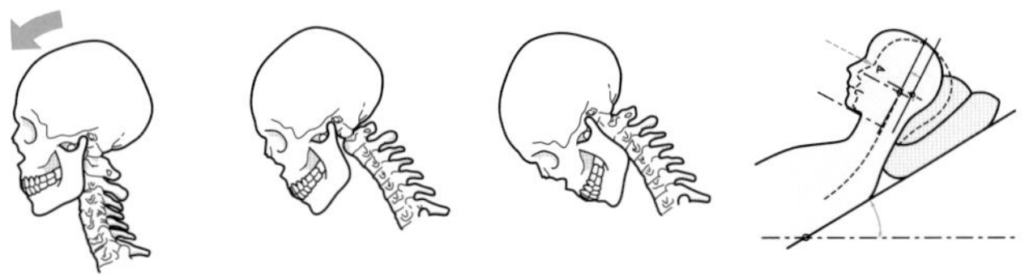

頭部屈曲位　　頸部屈曲位　　複合屈曲位　　頸部前屈突出位 頭部伸展頸部屈曲位

Hislop, Helen J, Montgomery J：Daniels and Worthingham's Muscle Testing：Techniques of manual examination. 7th ed.（2002）より引用

藤島一郎：脳卒中の摂食・嚥下障害（1998）より引用

図3　Chin down（頭部屈曲位，頸部屈曲位，複合屈曲位）の対象，方法

Chapter 9の確認事項 ▶ eラーニング スライド10対応

1. Chin downに含まれる各体位の対象と方法を理解する．

▶Chapter 10　頭頸部伸展位[5] →（eラーニング ▶ スライド11）

表7に頭頸部伸展位の要点をまとめる．

Chapter 10の確認事項 ▶ eラーニング スライド11対応

1. 頭頸部伸展位の意義，どのような患者に有効かということを理解する．
2. 頭頸部伸展位の方法を理解する．
3. 伸展位のままでの嚥下は，誤嚥のリスクが高いということを理解する．

表7　頭頸部伸展位

意義	頭部頸部を伸展させ，食塊の送り込み運動を代償する．
おもな対象者	頭頸部伸展位は，口腔期には有効であるが咽頭期では誤嚥を増悪させるリスクが高いため，対象は比較的限定される．舌癌術後や舌に重度運動麻痺がある患者のうち，認知機能が保たれており，送り込みの間息止めが可能で，かつ嚥下の際に頭部を正中に戻すことが可能な場合のみが適応となる．
方法	・食物を口腔に取り込んだのち，頭頸部を伸展させて咽頭まで送り込む．この際，嚥下前誤嚥を防ぐため息を止めておく． ・送り込み後，頭頸部を正面に戻して嚥下する．
注意点	・送り込み障害が重篤な場合は咀嚼も困難なため，咀嚼を要しない食物形態を併せて選択する． ・伸展位のまま嚥下することは非常に危険である．嚥下時に頭頸部を戻すタイミングがはかれない場合にはリクライニング位で対応する．

▶Chapter 11　リクライニング位＋頭部回旋[8] →（eラーニング ▶ スライド12）

表8にリクライニング位＋頭部回旋の要点をまとめる．

表8　リクライニング位＋頭部回旋

意義	リクライニング位のみでは誤嚥防止効果が不十分な場合，頭部回旋を組み合わせて食塊を非麻痺側に集め嚥下することで，咽頭残留，誤嚥を防止する．
方法	・体幹リクライニングの状態で頭部回旋を加える．
注意点	・リクライニングの角度が45度以下の場合，頭部回旋をすることで回旋側（麻痺側）が低くなり，食物が麻痺側へ流れてしまう．これにより，かえって誤嚥のリスクが高まることがある． ・45度以下のリクライニング位と組み合わせる場合には，頭部回旋ではなく体幹回旋と組み合わせ，健側に体幹を回旋し，頭部は正中にして，食塊が麻痺側へ流れるのを防止するとよい．

Chapter 11の確認事項▶eラーニング スライド12対応

1 リクライニング位に頸部回旋を複合させることでどのような効果があるかを理解する．
2 リクライニング位＋頸部回旋の方法を理解する．
3 リクライニング位が45度以下で頸部回旋を行う場合，どのようなことに注意しなくてはならないかを理解する．

▶Chapter 12 基本的な姿勢 →（eラーニング▶スライド13）

通常，われわれは座位で食事を摂取する．この姿勢が食事の際の最も基本的な姿勢である（**図4**）．嚥下機能の改善に伴って徐々に姿勢調整法を廃し，座位に近づけていく．姿勢の異常は誤嚥や咽頭残留を増悪させるため，座面の高さや骨盤の角度等に留意して安定した姿勢をつくる．

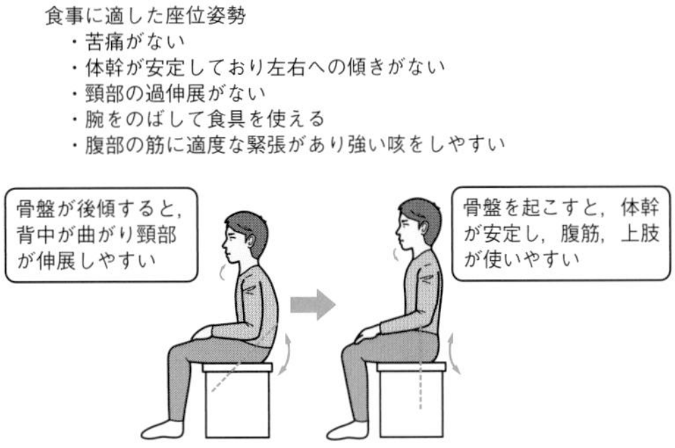

図4　基本的な姿勢

Chapter 12の確認事項▶eラーニング スライド13対応

1 食事に適した姿勢を理解する．

▶Chapter 13 姿勢調整のポイントと椅子（表9）→（eラーニング▶スライド14）

姿勢調整は，個々の患者の状態に応じて，誤嚥を防ぐことができる最も安全な姿勢を評価すること，評価で推奨された姿勢調整を実際に練習や食事場面で正確に反映させることがポイントとなる．

表9　姿勢調整のポイントと椅子

姿勢調整のポイント
・個々の患者の状態に応じて，誤嚥を防ぐことができる最も安全な姿勢を評価する．
・評価で推奨された姿勢を練習や食事場面で正確に反映させる．

姿勢調整に適した椅子（Swallow Chair，図5）
・リクライニング・ティルト機能・座面回転機能を有し，頸部回旋などの単一姿勢調整やリクライニング位＋頸部回旋・側傾などの複合姿勢も容易にとれる．
・短時間に簡単に快適な姿勢調整を実現できる．
・検査場面から用いることができ，検査で最適と評価された姿勢を練習・食事場面で直接的に用いることができる．

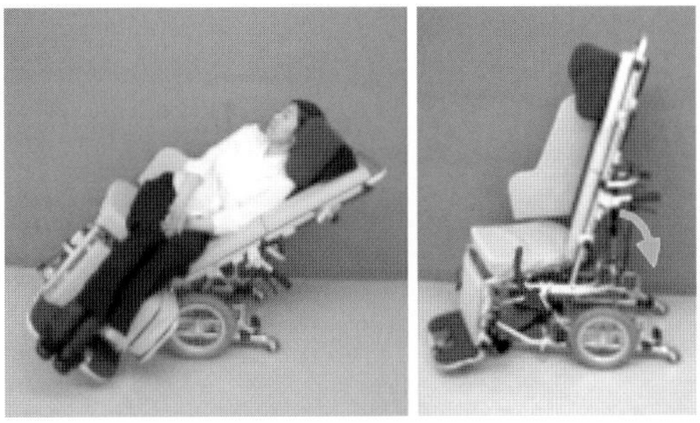

図5　Swallow Chair（㈱東名ブレース）

Swallow Chair (㈱東名ブレース) は，姿勢調整にみられる作業の複雑性や煩雑性，疲労や不快感の問題を解決するために作製され，検査・練習・食事場面で一貫して使用でき，短時間に簡単に快適な姿勢調整を実現できる[9].

Chapter 13の確認事項▶eラーニング スライド14対応

1 姿勢調整のポイントを理解する.

文 献

1) 日本摂食・嚥下リハビリテーション学会医療検討委員会：訓練法のまとめ．日摂食嚥下リハ会誌，13：31-49，2009.

2) 才藤栄一，木村彰男，矢守茂：嚥下障害のリハビリテーションにおけるvideofluorographyの応用．リハビリテーション医学，23：121-124，1986.

3) 藤島一郎：摂食・嚥下障害のリハビリテーションアプローチ．脳卒中の摂食・嚥下障害，第2版，医歯薬出版，東京，pp.87-135，1993.

4) 唐帆健浩，大前由紀雄，田部哲也：頸部回旋による咽頭の形態的変化及び嚥下機能の変化．日本気管食道科学会会報，48：242-248，1997.

5) Nakayama E, Kagaya H, Saitoh E, et al：Changes in pyriform sinus morphology in the head rotated position as assessed by 320-row area detector CT. Dysphagia, 28：199-204, 2013.

6) Logemann JA：Evaluation and treatment of swallowing disorders. 2nd ed., PRO-ED, Inc., Austin, Tex., 1998.

7) Okada S, Saitoh E, Palmer JB, et al.：What is the "Chin down" posture ? -A questionnaire survey of speech language pathologists in Japan and the United States-. Dysphagia, 22：204-209, 2007.

8) 太田喜久夫，才藤栄一，松尾浩一郎：体位効果の組み合わせにおける注意　頸部回旋がリクライニング姿勢時の食塊の咽頭内通過経路に与える影響について．日摂食嚥下リハ会誌，6：64-67，2002.

9) Inamoto Y, Saitoh E, Shibata S, et al.：Effectiveness and applicability of a specialized evaluation exercise - chair in posture adjustment for swallowing. Jpn J Compr Rehabil Sci, 5：33-39, 2014.

55 直接訓練で用いる嚥下手技

Lecturer ▶ 清水充子
元埼玉県総合リハビリテーションセンター
言語聴覚科担当部長

学習目標 Learning Goals

- 直接訓練で用いる嚥下誘発手技の適応，禁忌を知る
- 各嚥下手技の意義，実施方法を理解し，実施できる

▶Chapter 1　はじめに →（eラーニング▶スライド1）

直接訓練は，適宜嚥下手技を用いて，より安全で確かな嚥下を狙う．総合的に嚥下器官を使い，実際に食べることを通して機能向上を図るものであり，各訓練手技の意義を理解し，実施方法を理解したうえで適応を選ぶことが，訓練効果を上げる鍵となる．

ここでは，各嚥下手技の意義と方法および禁忌や適応上の留意点を解説する．

▶Chapter 2　嚥下手技に共通する留意点 →（eラーニング▶スライド2）

ここでは，各種手技に共通する留意点をあげる（**表1**．なお，各手技に特有の留意点は，それぞれの項で述べる）．

第一に嚥下手技は，実際の嚥下場面で対象者へおもに口頭指示にて伝えて行うため，重度の失語症や難聴，認知症などがなく，聴覚的な言語理解が可能で，伝えられたことを実行できることが前提である．聴覚的な理解が可能でも，場合によっては担当者が実際に試行してみせ，ともに行って体得を促すとよい．その際は，患者の実行状況をよく観察して理解度合を把握しながら，本人のペースに合わせて指示するとよい．

効果については，日常的に用いる際に嚥下造影検査や嚥下内視鏡検査，筋電図などで，その都度確認することは不可能である．手技を用いた際に咳払い，むせ，喀出などの減少というような変化があるかどうかをよく観察し，効果や適応，使用の継続などについて考えながら進めたい．

Chapter 2の確認事項▶eラーニング スライド2対応

1 直接訓練に用いる嚥下手技共通の留意点を理解する．

表1　嚥下手技に共通する留意点

- ・患者自身が伝えられたことを実行できることが前提．
- ・場合によっては担当者が実際に試行してみせ，ともに行って体得を促すとよい．
- ・患者の実行状況をよく観察しながら，本人のペースに合わせて指示するとよい．
- ・手技を用いた際の症状の変化をよく観察し，効果や適応，使用の継続などについて考えながら進めたい．

Chapter 3　嚥下の意識化：think swallow[1, 2] → (eラーニング▶スライド3)

「嚥下の意識化（think swallow）」の要点を**表2**に掲げる．

表2　嚥下の意識化：think swallow

意義	口腔内の飲食物の移送から嚥下を「意識化」することで嚥下運動を確実にし，誤嚥や咽頭残留の防止を狙う．
適応	・重度障害ではないのに，水分を何気なく飲み込んではむせている場合． ・咀嚼が不十分なままに飲み込もうとする場合． ・嚥下のタイミングが悪いためにむせなどのトラブルを起こしている場合．
方法	口腔内の飲食物の位置や咀嚼のリズム，食塊形成を意識して飲み込むことを促す．一口ずつの咀嚼や水分の口腔内移送を，実際の本人の経過とともに解説しながら「ごくん」と飲み込むことを促すとよい．
留意点	患者が自分自身で口腔内の状況をフィードバックできることが必要である．

Chapter 3の確認事項▶eラーニング スライド3対応

1 「嚥下の意識化（think swallow）」の意義，適応，方法，留意点を理解する．

Chapter 4　息こらえ嚥下（法）：supraglottic swallow[3～6]
→ (eラーニング▶スライド4, 5)

意義：嚥下前に意識的に息を止め，つまり声門を閉じておいて嚥下する方法で（声門越え嚥下，声門閉鎖嚥下ともいう），気道の閉鎖により誤嚥を防ぐとともに，声門上に残留物があった場合はそれを喀出する効果も望むことができる．また，呼吸と嚥下のタイミングを取る訓練ともなる．

適応：嚥下直前や嚥下中にむせや誤嚥が起こりやすい場合に有効である．

方法：以下のとおりである．

① 軽く，あるいは可能な場合は十分に鼻から息を吸い，そのまま保持して呼吸を止める．飲食物を使う際は一緒に吸い込んでしまう危険があるため，息は鼻から吸う．

② 吸気を保持したままの状態（軽く息を止めた状態）で嚥下する．

③ 嚥下後ただちに口から「はーっ」と息を吐く．咳をするように強く吐いてもよい．食物を使わずに行って習得し，実際の飲食でも嚥下法として活用することができる．

また，息こらえ嚥下の留意点・工夫のポイントを，**表3**に掲げる．

Chapter 4の確認事項▶eラーニング スライド4, 5対応

1 息こらえ嚥下の意義，適応，方法，留意点・工夫のポイントを理解する．

表3　息こらえ嚥下の留意点・工夫のポイント

・息を吸ってから飲食物を口に入れてもよい．
・直接訓練，摂食訓練として行う場合は食べ始めに意識的に行うとよい．摂食中に行う場合は，症状に応じて毎回の嚥下ごとか数回の嚥下ごとに行うとよい．食事の最後に咽頭残留物の除去を目的に行うことも有効である．

▶Chapter 5　強い息こらえ嚥下（法）：super supraglottic swallow[7, 8)]

→（eラーニング▶スライド6）

強い息こらえ嚥下（喉頭閉鎖嚥下法ともよばれる）の意義，適応，方法を**表4**に掲げる．

表4　強い息こらえ嚥下の意義・適応・方法

意義	嚥下前，嚥下中に喉頭前庭部での閉鎖をより強くするために工夫された方法である．
適応	喉頭前庭の閉鎖障害がある例，特に声門上喉頭部分切除術を受けた場合に有効とされている．
方法	嚥下時に息こらえ嚥下法よりもさらに喉頭周辺に力を入れて，力みながら息を止めて嚥下する．

Chapter 5の確認事項▶eラーニング スライド6対応

1 強い息こらえ嚥下の意義，適応，方法を理解する．

▶Chapter 6　努力嚥下（舌根押し下げ嚥下法）：effortful swallow[9, 10)]

→（eラーニング▶スライド7，8）

努力嚥下の要点を**表5**に掲げる．

表5　努力嚥下の意義，適応，方法，禁忌・留意点

意義	対象者自身が嚥下器官に力を入れて，食塊を押し込むように努力して飲み込む嚥下法． 力を加えることで食塊の送り込みをよくし，舌根部の筋力を強め，喉頭蓋谷への残留を減少させるとされている．
適応	食塊の咽頭への送り込み，舌根部の筋力低下，咽頭機能不全により咽頭残留や喉頭蓋谷への残留，喉頭侵入がある場合．
方法	「喉の筋肉，特に舌の奥のほうに力を入れ押し上げるようにしながら飲み込みましょう」「強く飲み込みましょう」などの指示により，咽頭に力を入れながら飲み込むよう促す．
禁忌・留意点	・咽頭食道接合部に障害がある場合は用いられない． ・導入による血圧上昇に留意する． ・対象者が実際に力を入れて嚥下したか，望ましい筋群に力が入ったかを確かめる方法が乏しい．

Chapter 6の確認事項▶eラーニング スライド7, 8対応

1 努力嚥下の意義，適応，方法，禁忌・留意点を理解する．

▶Chapter 7　メンデルソン手技：Mendelsohn maneuver[11～13)]

→（eラーニング▶スライド9, 10）

メンデルソン手技の要点を**表6**に掲げる．

表6　メンデルソン手技の意義，適応，方法，禁忌・留意点

意義	舌骨と喉頭を挙上させた位置に保ち，喉頭の圧を上昇させることで上食道括約筋を弛緩させ，咽頭残留物を除去させることを狙う方法である． 舌骨と喉頭の挙上範囲の改善が得られ，嚥下の代償法としても咽頭残留物や誤嚥を減少させる効果があるとされている．
適応	舌骨，喉頭を挙上させる筋群の筋力が弱く，挙上距離が短い，挙上時間が短いことなどから，咽頭残留や誤嚥が引き起こされている場合．
方法	喉頭挙上と咽頭収縮がピークに達したところ（いわゆる「ごっくん」の「つく」のところ）で嚥下を一時停止するように指示し，そのまま2～3秒ないし5～6秒保ったあと，力を抜いて「はーっ」と呼気とともに嚥下前の状態に戻す．
禁忌・留意点	・喉頭挙上が可能でさらにそのフィードバックが自身でできることが必要． ・訓練中のバイタルサインの変化や気分不快等の訴えに留意する． ・無呼吸状態を保たせるため，呼吸器疾患や嚥下と呼吸の協調不全が重度の患者では禁忌である． ・筋の緊張バランスが乱れがちで，肩から上胸部にかけて筋の過緊張が及ぶ場合は適応判断に留意し，適宜リラクセーションなどを用い，筋の過緊張を避けるようにする．

日本語の読み方について
Mendelsohn maneuverは，考案者であるオーストラリア人のMendelsohn氏の名前から名づけられた手技であるが，翻訳によりいくつかの読み方が表現されている．本人の発音から，ここでは「メンデルソン」と書き表している[14]．

Chapter 7の確認事項▶eラーニング スライド9，10対応

1 メンデルソン手技の意義，適応，方法・禁忌，留意点を理解する．

文　献

1) Larsen GL：Conservative management for incomplete paralytica. Arch Phys Med Rehabil, 54：180-185, 1973.
2) 藤島一郎：脳卒中の摂食・嚥下障害，第2版，医歯薬出版，東京，p.116，1998.
3) Logemann JA：Evaluation and treatment of swallowing disorders, 2nd ed, pp214-217, 1998.
4) 道　健一，道脇幸博 監訳：Logemann 摂食・嚥下障害，第2版，医歯薬出版，東京，pp.170-173，2000.
5) 藤島一郎：脳卒中の摂食・嚥下障害，第2版，医歯薬出版，pp.119-120，1998.
6) 藤島一郎 訳：嚥下障害入門，医歯薬出版，東京，pp.218-221，2007.
7) Logemann JA：Evaluation and treatment of swallowing disorders, 2nd ed, pp.217-221, 1998.
8) 道　健一，道脇幸博 監訳：Logemann 摂食・嚥下障害，第2版，医歯薬出版，東京，pp.170-173，2000.
9) Logemann JA：Evaluation and treatment of swallowing disorders, 2nd ed, p.221, 1998.
10) 道　健一，道脇幸博 監訳：Logemann 摂食・嚥下障害，第2版，医歯薬出版，東京，p.175，2000.
11) 藤島一郎 訳：嚥下障害入門，医歯薬出版，東京，pp.222-224，2007.
12) Logemann JA：Evaluation and treatment of swallowing disorders, 2nd ed, pp.221-222, 1998.
13) 道　健一，道脇幸博 監訳：Logemann 摂食・嚥下障害，第2版，医歯薬出版，東京，pp.175-176，2000.
14) 日本摂食嚥下リハビリテーション学会医療検討委員会：訓練法のまとめ（2014版）．日摂食嚥下リハ会誌，18（1）：55-89，2014.

56 食事場面の直接訓練

Lecturer ▶ 小島千枝子
藤田医科大学保健衛生学部
リハビリテーション学科客員教授

学習目標 Learning Goals

- 食事場面の直接訓練のポイントがわかる
- 嚥下の各期における問題に対応した食事介助の重要性を理解し，実践できる
- 誤嚥させないための直接訓練の工夫ができる

▶ Chapter 1　食具選択と使用法の視点 →（eラーニング ▶ スライド2）

食事場面の直接訓練には，食具の選択と使用法が重要なポイントとなる．食具は，① 残存機能を有効に活用し損なわれた機能を補うための代償的摂食法を行うためのツールであるということ，② 損なわれた機能を鍛える機能訓練のためのツールであるということ，の2点を念頭に置く必要がある．

Chapter 1の確認事項 ▶ eラーニング スライド2対応

1 直接訓練に際しての食具の使用目的を理解する．

▶ Chapter 2　スプーンの選択 →（eラーニング ▶ スライド3）

摂食嚥下障害患者にとって適切なスプーンの形状は，すくう部分が小さくて平たく，薄いものであり，さらに自力摂取や食事介助しやすいものとして柄の持ちやすさが条件に加わる（**表1**）．それらを満たすものとして，嚥下K-スプーンが開発された（**図1**）．嚥下K-スプーンは，柄の先端にK-pointを触るための端子を備えつけたものだが，このカーブが持ちやすさにもつながっている．自力摂取する際の食具の工夫は，他章に譲る．

Chapter 2の確認事項 ▶ eラーニング スライド3対応

1 摂食嚥下障害患者にとって適切なスプーンの形状を理解する．

表1　摂食嚥下障害患者に適したスプーンとは

- 取り込み時に口唇が閉じやすい
- 食物を舌背や奥舌にきちんと置きやすい
- 一口量が多すぎない
- 押しつぶしや送り込みにスムースに移行できる

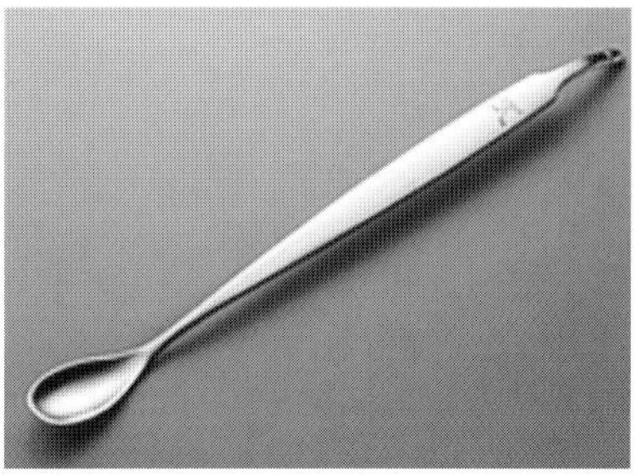

図1　嚥下K-スプーン

1 先行期の障害

▶Chapter 3　認知の障害への対応 →（eラーニング▶スライド4～6）

1）スプーンを手渡す方法，スプーンを持った手を介助する方法

介助で入れられた食物をそのまま口にため込んで行動が止まってしまい，送り込みや嚥下に移行することが困難なことがある．嚥下失行も同様な症状を呈するが，嚥下失行は「飲み込もうとしてもどう飲み込んだらいいのかわからない」という明確な意図があるときとすべきである．口にためこむことが認知障害による場合は，介助で口に入れるよりも，適量の食物をすくったスプーンを手渡し，自分で口に入れるよう促す方法が有効である．スプーンを持たせても口に運ぼうとしないときは，スプーンを持った手を支えて口に入れるような介助が有効である．この作用機序としては，習熟動作を用いることにより認知機能が高まり，スムースな摂食行動を促すと考えられる．このとき，**図2**のようにスプーンがまっすぐ口に入るような持たせ方にすると，食物は舌背にきちんと置かれ，その後の嚥下までがスムースに行われる．柄の長いスプーンを使えば，介助者は柄の先端を持って口に入れる介助をすることができる．また次々と口に運んで安全なペースが守られなかったり，口にためて何口かを一気に飲み込むために嚥下時の食塊量が多くなるようなときは，2本のスプーンを使い口の中の食物を飲み込んでから次のスプーンを渡すようにするとペースを守ることができる．

2）赤ちゃんせんべいを用いる方法（図3）

認知が不良で，食物をそのまま口にため込んで行動が止まってしまうが，咽頭期の障害は比較的軽度な症例に対して赤ちゃんせんべいを一かけら口唇で挟んで取り込ませると，赤ちゃんせんべいを口腔内にたぐり寄せ咀嚼することによりため込んでいた食塊が咽頭へ送られ，嚥下反射誘発部位に達すると，ためていた食塊はせんべいとともに嚥下される．赤ちゃんせんべいを利用する理由は，万が一咀嚼と嚥下がなされない場合も泥状になり安全だからで，同じ食感をもつものであればほかのものでもよい．

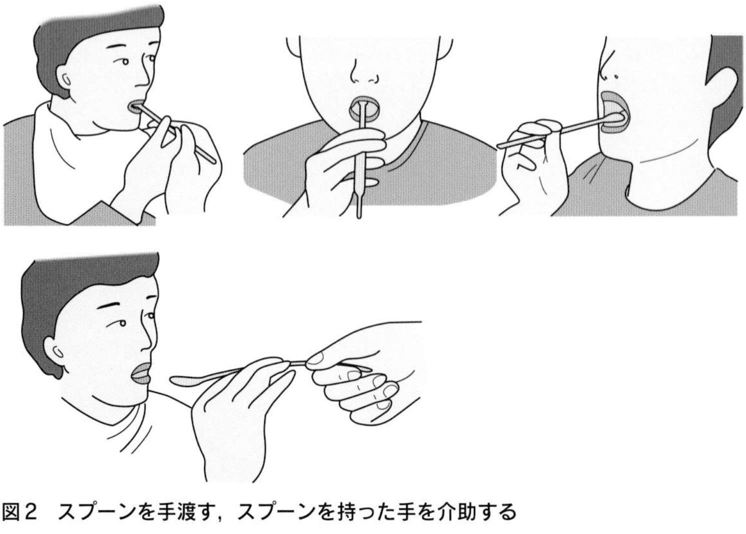

図2　スプーンを手渡す，スプーンを持った手を介助する

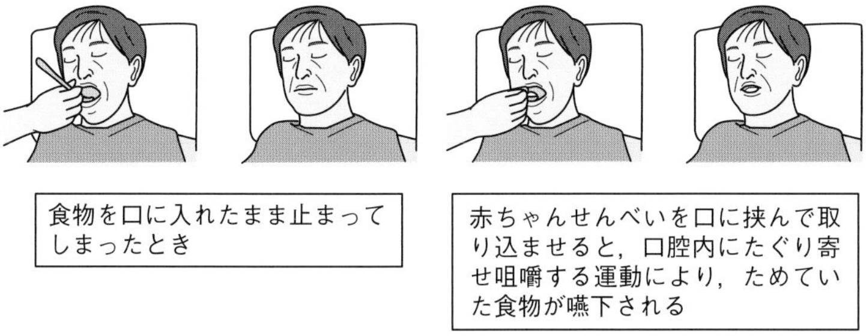

図3　赤ちゃんせんべいを用いる方法
適応：認知が不良で，食物をそのまま口にため込んで行動が止まってしまうが，咽頭期の障害は比較的軽度な症例に適応．
方法：赤ちゃんせんべいを一かけら口唇で取り込ませる．赤ちゃんせんべいを利用する理由は，咀嚼と嚥下がなされない場合も泥状物になり安全だからである．
作用機序・意義：赤ちゃんせんべいを咀嚼する運動により，ため込んでいた食塊が咽頭へ送られ，嚥下反射誘発部位に達すると嚥下反射が誘発される．

Chapter 3の確認事項▶**eラーニング スライド4～6対応**

1 認知に障害がある場合の介助例を理解する．

▶Chapter 4　口への取り込み障害に対して →（eラーニング▶**スライド7, 8**）

1）咬反射による開口障害への対応……K-point刺激法

両側の皮質延髄路の損傷の結果起こる偽性球麻痺患者で，あくびのときは口を開くことができるが（顎関節の問題はない）摂食時にスプーンや食物が口に触れると反射的に噛み込んでしまうような咬反射による開口障害に対して，手袋をはめた指またはK-スプーンの柄を頬と歯列の間に挿入し，臼歯の後ろ側からK-pointを軽く圧迫刺激すると反射的に開口が促され，刺激を外すと咀嚼様運動に続き嚥下反射が誘発される．K-pointの部位は**図4**に示すとおりである．指を挿入する場合は爪の部分がK-pointに当たる．咀嚼様運動とは，舌の臼歯上への送り込みや下顎の回旋運動を伴う咀嚼運動とは違い，下顎の上下運動を主体とする自動運動であるので，この手技で食べさせるものは丸のみ可能な食物であることに注意する．

2）口唇を閉じない人への対応（図5）

① 麻痺のため下顎の挙上と口唇閉鎖が困難な人に，取り込み時に下顎の固定と口唇閉鎖を介助する．

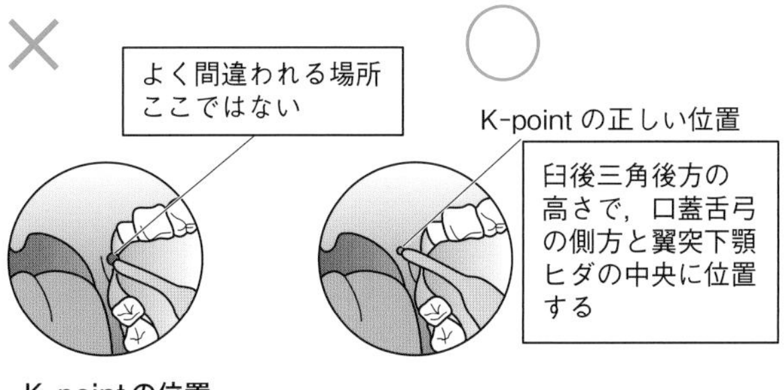

図4　K-pointの位置

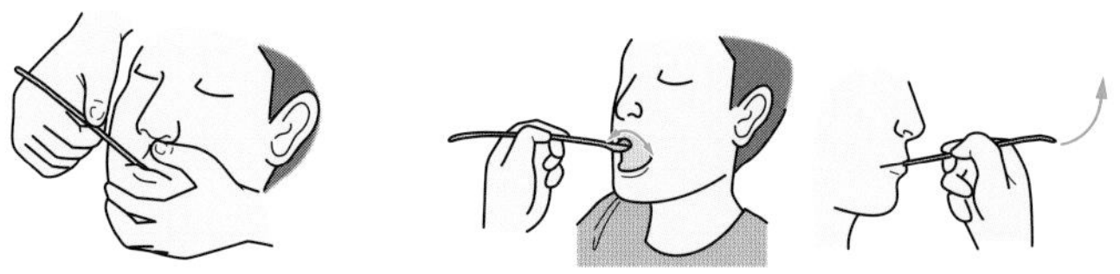

①徒手的介助　　②吸啜反射の動きの利用

図5　口唇を閉じない人への対応

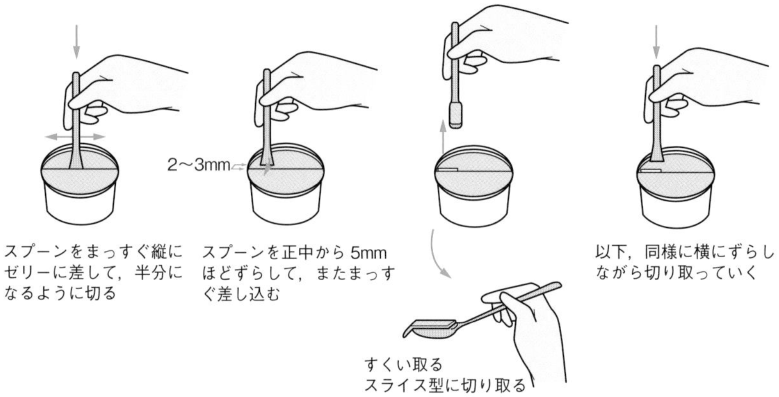

図6　スライスゼリーの丸のみ法
ゼリーを2〜3mmの薄いスライスに切り取り「そのまま丸のみしてください」と指示．ゼリーを砕かず丸のみすることにより食塊形成を補い，スライス型に切り取ることにより，咽頭を通過しやすく，梨状窩にもフィットしてとどまりやすくなる．この結果，タイミングのずれや嚥下反射の遅れによる残留や誤嚥を防ぐ．

取り込んだあと嚥下するまでこの介助を外さないほうが口腔内圧を高めたまま嚥下に移行することができる．嚥下は下顎を介助している指で感じることができる．

② 随意的な口唇閉鎖が困難な人で口唇に軽く触れたときに吸啜反射が起こる場合は，これを利用して口唇閉鎖を促す．食物を口腔内に入れたときにスプーンのへこみ部分で上口唇を刺激し，吸啜反射で口唇が閉鎖されるタイミングでスプーンを抜くと，送り込みから嚥下にスムースに移行することができる．

Chapter 4の確認事項▶**eラーニング スライド7, 8対応**

1 口への取り込み障害への対応を理解する．

2 準備期・口腔期の障害

▶Chapter 5　咀嚼と食塊形成の障害に対して（スライスゼリーの丸のみ法）（図6）→（eラーニング▶スライド9）

ゼリーを砕かず丸のみすることにより食塊形成を補い，スライス型に切り取ることにより，咽頭を通過しやすく，梨状窩にもフィットしてとどまりやすくなる．この結果，タイミングのずれや嚥下反射の遅れによる残留や誤嚥を防ぐ．薄いスプーンでゼリーに割面を入れ，そこから2〜3mm向こうにスプーンを入れて手前に引くとスライス型のゼリーが切り取られる．「噛まずにそのまま丸のみしてください」と指示する．

▶Chapter 6　咽頭への送り込み障害に対して →（eラーニング▶スライド10, 11）

食物を咽頭に送り込むことの障害に対して，上を向いて（頭頸部伸展），口を開けたまま食物を落とし込むことは，誤嚥を起こしやすいため不適切である．口腔内の適切な位置に正しく食物を入れることが大切である．

1）食物を舌背に置く方法

薄くて浅いスプーンを用いて，スプーンを舌背に置いたら口唇を閉じ，舌でスプーンを口蓋に押しつけるように促し上に向かってスプーンを抜く．こうすることで食物は舌背の上にきちんと置かれ，口腔内圧を高めたまま送り込み嚥下につなげることができる．スプーンを上から入れたり横から入れたりすると食物は舌尖や口腔前庭に落ち，スムースに送り込みに移行することができない（**図7**）．

2）食物を奥舌に入れる方法

小さくて浅い形状のスプーンを用いて口腔内に挿入し，スプーンをひっくり返して奥舌に食物を置く．乾いたスプーンは食物がくっついて奥舌に入れにくいので，一さじごとに濡らしてから食物をすくうとスプーンから離れやすくなる．咽頭に直接食物を落とし込まないように注意する．

Chapter 6の確認事項▶eラーニング スライド10, 11対応

1 咽頭への送り込み障害への対応例を理解する．

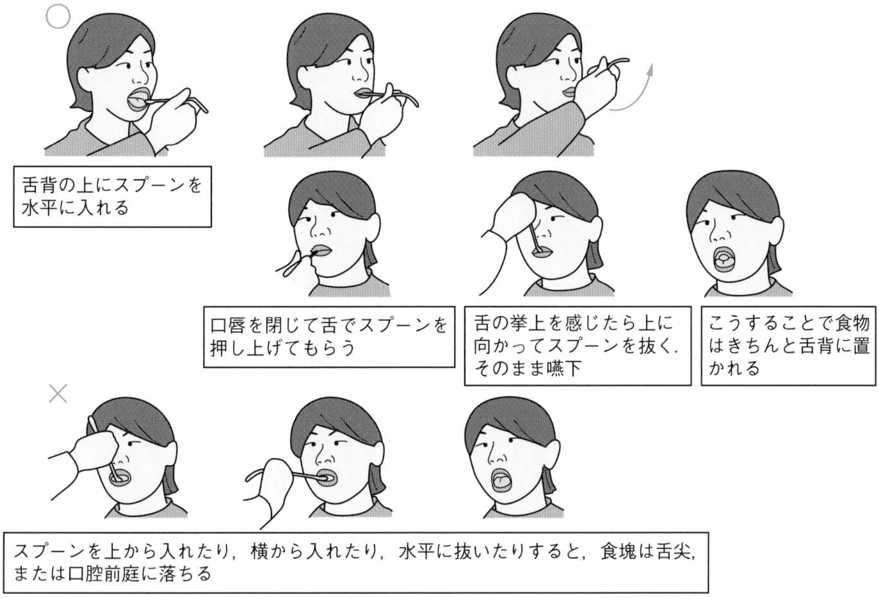

図7　スプーンでの介助法（スプーンの入れ方，抜き方）

3 咽頭期の障害

▶Chapter 7　嚥下反射のタイミングのずれに対して— K-point 刺激法の応用

→ (eラーニング▶スライド12)

食塊形成や咽頭への送り込みが悪く，食物がだらだらと咽頭に送り込まれ，梨状窩に達しても嚥下反射が起こらないなどのタイミングのずれがあり，嚥下前，嚥下中の誤嚥が起こるとき，K-point刺激法が応用できる．

小さくて浅いスプーンを用いて，奥舌に食物を置いたらK-pointを刺激してすばやくスプーンを抜くと，嚥下反射が誘発されて嚥下のタイミングが改善される(**図8**)．

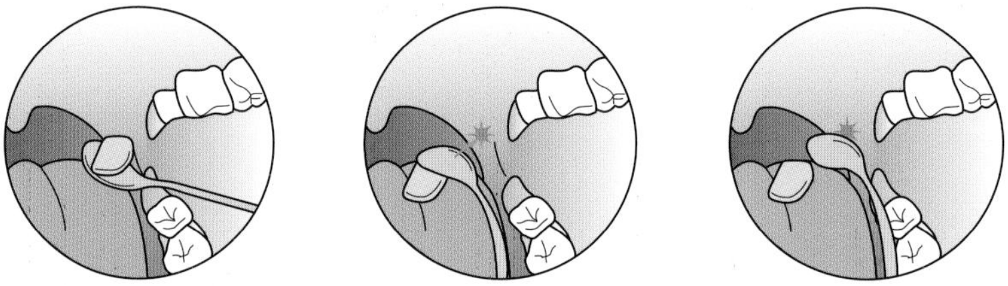

図8　K-point刺激法の応用

食塊形成や咽頭への送り込みが悪く，食物がだらだらと咽頭に送り込まれ梨状窩に達しても嚥下反射が起こらないなどのタイミングのずれがあり，嚥下前，嚥下中の誤嚥が起こるとき，K-point刺激法が応用できる．
方法：小さくて浅いスプーンを用いて，奥舌に食物を置いたらK-pointを刺激してすばやくスプーンを抜くと，嚥下反射が誘発されて嚥下のタイミングが改善される．

Chapter 7の確認事項▶eラーニング スライド12対応

1 嚥下反射のタイミングのずれがみられる場合のK-point刺激法の応用を理解する．

▶Chapter 8　自力摂取するとき

→ (eラーニング▶スライド13)

1) リクライニング位で自力摂取するときの工夫

体幹角度をリクライニング位にして自力摂取する場合，食器の中身がみえにくく，食物をすくってから口に入れるまでにこぼしやすい．そこで，テーブルの上に三角マットや折り畳んだ雑誌を置き，そのうえにお盆を置いて傾斜をつけるという方法がある．その際，滑り止めマットをお盆の上下に敷いてお盆や食器が滑り落ちないようにする．柄の長いスプーンを使うとリクライニング位でも食器に届きやすくなる(**図9**)．

2) 自力摂取でゼリーをすくうときの工夫

あらかじめゼリーにサイの目に切り込みを入れておくと，スプーンですくったときに一口量が多くならない．スライス型のゼリーの切り方と区別して用いる(**図10**)．

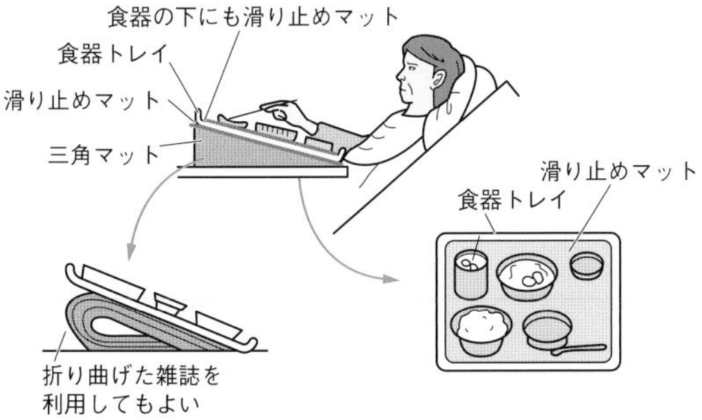

図9　リクライニング位で自立摂取するときの工夫

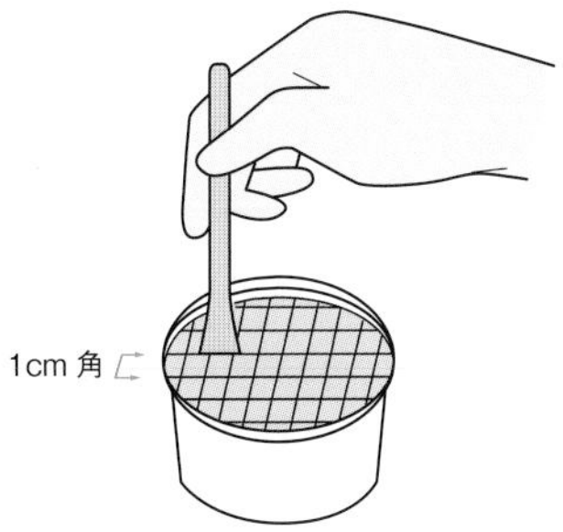

図10　自立摂取でゼリーをすくうときの工夫

Chapter 8の確認事項▶eラーニング スライド13対応

1 自立摂取する際の対応例を理解する．

文　献

1) 聖隷三方原病院嚥下チーム：嚥下障害ポケットマニュアル．第3版，医歯薬出版，東京，2014.
2) 藤島一郎 編著：よくわかる嚥下障害．第2版，永井書店，大阪，2005.
3) 才藤栄一，向井美恵 監修：摂食・嚥下リハビリテーション．第2版，医歯薬出版，東京，2007.
4) Kojima C, et al.：Jaw opening and swallow triggering method for bilateral-brain-damaged patients：K-Point stimulation. Dysphagia, 17：273-277, 2002.
5) 藤島一郎 編著：ナースのための摂食・嚥下障害ガイドブック．中央法規出版，東京，2005.
6) 小島千枝子：食事介助でナースの“行いたいこと”．エキスパートナース，3：43-49，2008.

§18

食事介助

e-learning 4-2

57 食事場面の観察（中止を考えるとき，条件を守る工夫）

Lecturer ▶ 石﨑直彦
国立病院機構岩国医療センター
リハビリテーション科言語聴覚室主任

学習目標 *Learning Goals*

- 食事場面観察の意義がわかる
- 食事場面の観察ポイントがわかる

▶Chapter 1 はじめに → （eラーニング ▶ スライド1）

食事場面の観察は，VFのように手順が決められ，緊張を強いる特殊な環境とは異なり，より自然な環境から情報を得ることができる．また，継続している訓練においても，一定の成果が得られているのか否かを判断することや，観察を通して家族から得た情報とのずれを見きわめることも可能である．

食事場面の観察としては，細かな観察ができる位置から行う．より自然な環境から情報を得るためには「食べている目の前には立たない」「声かけをしない」などの注意が必要である．

Chapter 1の確認事項 ▶ eラーニング スライド1対応

1. 食事場面観察の意義を理解する．

▶Chapter 2 食欲 → （eラーニング ▶ スライド2）

食欲に関する観察ポイントと対処法を，**表1**に示す．食が進まない場合，原因としては，非経口栄養の長期化に伴うものや摂食で疲労するためのもの，心理的なもの，全身状態不良に伴うものなどさまざまである．

Chapter 2の確認事項 ▶ eラーニング スライド2対応

1. 食欲に関する観察事項を理解する．
2. 異常が認められた場合の対処法を理解する．

▶Chapter 3 食物の認識 → （eラーニング ▶ スライド3）

食物の認識に関する観察ポイントと対処法を，**表2**に示す．

これら食物の認識に問題が生じると摂食動作の中断や嚥下のタイミングにずれを生じ誤嚥を起こしやすくなる．食べるための対応を検討するだけでなく，中止すべき事項も検討すべきである．この点についても十分に留意すべきである．

表1　食欲に関する観察

おもな病態・障害	誤嚥，咽頭残留，心理的ストレスなど
観察のポイント	・食事の途中から食欲がなくなっていないか ・開口を拒否していないか ・口のなかに溜め込んでいないか ・すぐに吐き出さないか
対処法	・声かけや介助の導入 ・嗜好を取り入れる ・食形態の変更 ・使い慣れた食具にする ・食事時間の検討 ・食事をする場所，配置の選択 ・食事回数の変更 ・介助者の対応 ・服薬による影響の検討 ・全身状態の改善 ・食事前の排泄 ・ストレスの軽減 ・離床を促し活動性を高める ・手にもたせて食べさせてみる

表2　食物の認識に関する観察

おもな病態・障害	食物の認知障害，意識障害，注意障害
観察のポイント	・食事中，覚醒レベルが保てているか ・食事が終わるまで食事に集中できているか ・食物以外のものを食べようとしないか ・食物を口に運ぼうとするか ・次々に口に詰め込んでいないか ・お膳のなかのものを全部認知しているか ・お膳のなかのものを均一に摂取できているか ・食事をすること自体を忘れていないか
対処法	・食事以外の場面でも無刺激状態を作らない ・一日の生活リズムをつけさせる ・離床を促す ・食事に集中できる環境を整える ・座位時間の延長 ・立位訓練を行う

Chapter 3の確認事項▶**eラーニング スライド3対応**

1. 食物の認識に関して，どのような点を観察するのかを理解する．
2. 食物の認識に問題があったとき，どのような対応をするのかを理解する．

Chapter 4　咀嚼と食塊形成 →（eラーニング▶**スライド4**）

咀嚼と食塊形成に関する観察ポイントと対処法を，**表3**に示す．咀嚼は本来，協調運動によって構成されることから歯・口唇・舌・頬・咀嚼筋群の関係も確認すべきである．さらに，う歯や歯周病・義歯不適合により，どの程度硬いものが噛めるかなどの観察も必要となる．

Chapter 4の確認事項▶**eラーニング スライド4対応**

1. 咀嚼と食塊形成の観察ポイントを理解する．
2. 咀嚼，食塊形成に問題があったときの対処法を理解する．

Chapter 5　咽頭への送り込み →（eラーニング▶**スライド5**）

咽頭への送り込みと嚥下反射誘発に関する観察ポイントと対処法を，**表4**に示す．これらは，食物の認知が悪い・口腔内の感覚が悪い・拒食・嚥下失行・舌運動の低下・鼻咽腔閉鎖機能不全などの原因が考えられる．

表3　咀嚼と食塊形成の観察

おもな病態・障害	咬筋の障害，舌の運動障害，う歯，歯周病など
観察のポイント	・咀嚼が必要な食物を判断できるか ・前歯で噛み切ることができるか ・適正な一口量を捕食することができるか ・舌と口蓋で押しつぶせるか ・舌尖で食物を臼歯上に運べるか ・唾液と混ぜ合わせて食塊がつくれるか ・下顎運動が上下運動だけなのか側方運動とともに行われているのか
対処法	・歯科治療，義歯の調整 ・食形態の変更 ・嗜好にあった食品での訓練 ・固形物と液体の混合物嚥下時の誤嚥に注意する ・開口・閉口運動の補助 ・口腔器官の運動訓練

表4　咽頭への送り込みの観察

おもな病態・障害	口腔期・咽頭期障害，送り込み障害，嚥下失行
観察のポイント	・口唇が閉鎖されているか ・一口量は適量か ・咀嚼は十分にできているか ・食塊形成は十分にできているか ・下を向くような姿勢になっていないか ・上を向いて送り込んでいないか ・舌尖部が歯茎部に接触できるか ・鼻咽腔閉鎖機能は保たれているか
対処法	・口唇閉鎖の補助 ・開口・閉口運動の補助 ・咀嚼運動の補助 ・舌運動の補助 ・リクライニング角度を下げる ・嗜好にあった食物の提供 ・付着性の低い食物やトロミ水の提供 ・スプーンで奥舌に入れる ・スプーンを手渡す ・口腔器官の運動訓練 ・ブローイングや巻笛を用いた訓練 ・頬粘膜や舌へのストレッチ訓練

Chapter 5の確認事項▶**eラーニング スライド5対応**

1 咽頭への送り込み，嚥下反射誘発の観察ポイントを理解する．

2 問題があった場合の対処法を理解する．

▶Chapter 6　嚥下反射誘発：観察のポイントと対処法 →（eラーニング▶**スライド6**）

嚥下反射誘発に関する観察ポイントと対処法を，**表5**に掲げる．長時間，口に溜め込んでの嚥下では食事時間全体が延び疲労を招いたり，タイミングのズレによって誤嚥が生じることもあり得るので十分に注意すべきである．

Chapter 6の確認事項▶**eラーニング スライド6対応**

1 嚥下反射誘発を確認するための観察ポイントを理解する．

▶Chapter 7　姿勢・耐久性 →（eラーニング▶**スライド7**）

摂食嚥下と姿勢の関係は非常に密接である．不適切な姿勢では，一般的に誤嚥のリスクが高くなる．姿勢における観察ポイントと対処法を，**表6**に示した．対処法については，対象者の過剰な緊張や苦痛を取り，呼吸・循環を安定させ安楽な姿勢を継続させるものである．安全に食事をとるためにも，症状

表5　嚥下反射誘発の観察ポイントと対処法

おもな病態・障害	口腔期・咽頭期障害，嚥下失行
観察のポイント	・口に溜め込みなかなか飲み込まない，あるいはその訴えはないか ・摂食嚥下機能に適した食物形態であるか ・摂食嚥下機能に適した一口量であるか ・嗜好や食欲がわく食事が提供されているのか ・口唇が閉鎖されているのか ・鼻咽腔閉鎖機能は，保たれているのか ・口頭指示理解の程度がどのくらいであるのか ・食べる意欲や準備が整っているか
対処法	・嚥下しやすい食形態への変更 ・味覚刺激の導入 ・姿勢の調整 ・食具を使用せず手に持って食べさせる ・奥舌部にスプーンで軽く，圧刺激を加える ・嚥下の意識化（声掛け） ・直接訓練・間接訓練 ・嚥下の無意識化（嚥下失行）

表6　姿勢・耐久性に関する観察ポイントと対処法

おもな病態・障害	関節可動域障害，麻痺，疲労，筋力低下
観察のポイント	・全身が左右対称であり，バランスがよいか ・食事中，安楽な姿勢が継続できているか ・食事中，頸部が顎下，握りこぶし１個分で保持されているか ・顔が正面を向いているか ・体の傾きがなく頭頂部と体幹が直線上にあるか ・体幹が過度に前屈位になっていないか ・座位時は座面の奥まで深く座っているか ・基本的に足底全面が床面に設置しているか ・姿勢によって上肢動作に制限はないか ・呼吸状態や循環状態が安定しているか ・過度な疲労による摂食嚥下機能の低下はないか ・テーブルの高さや体幹とテーブルとの距離は食事の見やすい位置で保たれているか ・過剰な緊張や苦痛はないか
対処法	・体幹との過剰な隙間を埋め，安楽で安定した姿勢を調整する ・ベッド上ではリクライニング角度の調整を実施し，変更後は背面の圧抜きを行う ・顎から胸骨まで４横指程度，視線が斜め下向きで食事が見えるように頭頸部を調整する ・体の傾きがある場合は背面を支える ・両上肢を肩甲帯から上肢全体で支える ・両上肢・足底を安定させる ・テーブルの高さ・位置の調整を行い，上肢の安定をはかる ・座面・背面の撓みを調整する ・食事時間以外でも，活動性向上の取り組みを行う

にあった姿勢調整は必要不可欠になってくる．

Chapter 7の確認事項▶eラーニング スライド7対応

1 姿勢に対する観察ポイントと対処法を理解する．

表7　捕食動作の観察ポイントと問題がある場合の対処法

おもな病態・障害	関節可動域障害，麻痺，巧緻性障害，失調，失認など
観察のポイント	・食物や食具を適切に認知できるか ・食事動作を開始できるか ・食物・食具の配置を認知できているか ・捕食動作としての食具の操作をみる ・スプーンを口に運ぶことができるか ・上肢はどの程度，動かすことができるか ・食器から食物がすくえているか ・口に取り込むときに取りこぼしがないか ・取り込むときにすすっていないか ・口唇で捕食していないか ・コップから飲むときに頸部が伸展していないか ・姿勢が崩れることなく食事ができているか ・食事を実施する場所の選択 ・対象者にとって介助者は実際に必要なのか
対処法	・適切な声掛け ・摂食動作の補助 ・口に運ぶまでの手順の簡略化 ・すくいやすい食器，口に入れやすいスプーン，頸部が伸展しないような食器・食具の選択 ・食物に適した食具への変更 ・安定した安楽な姿勢の調整 ・対象者のペースや疲労の状態に注意する ・上肢が安定するようなテーブルやクッションの使用 ・手が使えるようなアプローチ ・非使用の手も使わせる ・利き手の交換

▶Chapter 8　捕食動作 →（eラーニング▶**スライド8**）

捕食動作に関しては，単に上肢動作だけでなく，認知面を含めた総合的な評価，判断が必要になる．観察ポイントと対処法を，**表7**に示す．具体的には，スプーン，フォーク，箸などが正しく使用できるか，またそれらを用いて一口大に分ける，切り裂く，分けたものをすくう，さす，はさむ，つかむなどの行為が可能であるのか，さらにはリーチ動作から口に運ぶという動作につながっているのか，姿勢の崩れがないかどうかなども観察する．これらは，食器から口までの距離，関節可動域の制限，利き手の麻痺，手指の巧緻性障害，失調，失行，失認などさまざまな原因が考えられる．

Chapter 8の確認事項▶**eラーニング スライド8対応**

1. 補食動作に関する観察ポイントを理解する．
2. 補食動作に問題があったとき，どのような対応をするのかを理解する．

▶Chapter 9　一口量 →（eラーニング▶**スライド9**）

一口量に関する観察ポイントと対処法を，**表8**に示す．一般的に，一口量は一度に口に入れる量であり，患者の生育歴，食習慣や癖によっても左右される．一口量が多すぎると口唇閉鎖が難しくなり，口腔内の圧の低下，咽頭通過困難，咽頭残留を招くことがある．その結果，喉頭への侵入や誤嚥，さらに

表8　一口量の観察

おもな病態・障害	障害の理解不足，口腔内の感覚低下など
観察のポイント	・一口量が極端に多くないか ・一口量が極端に少なくないか ・口唇閉鎖はできているか ・嚥下反射が起こりにくくなっていないか ・喉頭侵入，誤嚥によるむせ，咳はないか
対処法	・あらかじめ嚥下造影検査で安全な一口量を確認しておく ・声かけによる促し ・小さなスプーンへの変更 ・適切な一口量をすくったスプーンを手渡す ・ゼリーにあらかじめ切れ込みを入れておく

表9　口からのこぼれの観察

おもな病態・障害	取り込み障害，口唇・頬麻痺など
観察のポイント	・口に取り込むときに口唇閉鎖ができているか ・口唇閉鎖に左右差はないか ・取り込むときにこぼれないか ・取り込んだ食物が口から出てこないか ・口から出てくるのが液体なのか固体なのか，両方なのか
対処法	・口唇閉鎖をしやすいスプーンの選択 ・口唇閉鎖と下顎固定の介助 ・食物を口に入れる位置の工夫 ・一口量が適量であるかの確認 ・食形態や姿勢の調整 ・口腔機能の向上のための基礎訓練の実施 ・捕食時，口唇閉鎖に意識を集中させる

は窒息を引き起こすことにもなりかねない．逆に一口量が少なすぎると感覚刺激が十分でなく，送り込み運動や嚥下反射が困難になったり遅延したりする．通常，一口量はティースプーン一杯程度から開始することが望ましい．

Chapter 9の確認事項▶**eラーニング スライド9対応**

1 一口量の観察ポイントを理解する．
2 一口量が適当でない場合，どのような対応をするのか理解する．

▶Chapter 10　口からのこぼれ →（eラーニング▶**スライド10**）

口からのこぼれに関する観察ポイントと対処法を，**表9**に示す．また，口唇閉鎖に関しては食事場面だけでなく対象者の会話（破裂音など）からも推測できるので，日常生活の観察も必要になる．

対処法に関しては，環境調整に加え，捕食時の口唇閉鎖に意識を集中させることも有効である．

Chapter 10の確認事項▶**eラーニング スライド10対応**

1 口からのこぼれの観察ポイントを理解する．
1 問題があった場合の対処法を理解する．

▶Chapter 11　摂食のペース →（eラーニング▶**スライド11**）

摂食のペースに関する観察ポイントと対処法を，**表10**に示す．一口量と同様に患者の生育歴，食習慣，癖などに大きく左右される．対処法では，遅滞ペースにおいては，全体の摂取量や疲労に関する問題も十分に考慮しなければならない．

表10　摂食のペース

おもな病態・障害	認知障害，取り込み障害，送り込み障害など
観察のポイント	・極端に速く，次々と口に運んでいないか ・認知面での問題を抱えていないか
対処法	・一口一嚥下を促す ・一口あたりの咀嚼回数を決める ・食物を小皿に分ける ・小さなスプーンを用いる ・手を添えてペース配分の学習を図る

表11　食事時間の観察

おもな病態・障害	認知障害，取り込み障害，送り込み障害など
観察のポイント	・食事中の覚醒レベル ・食事への集中 ・認知面での問題は抱えていないか ・一食に30分以上かかっていないか
対処法	・声かけによる励まし ・送り込みやすい食物形態への変更 ・嗜好を取り入れた食物の提供 ・安定した安楽な姿勢の保持 ・疲労による誤嚥を考慮し，食事時間は，45分ぐらいで設定する ・食事時間がかかる場合は介助する ・それでも改善がみられない場合には，補助栄養を検討する

Chapter 11の確認事項▶eラーニング スライド11対応

1 摂食ペースに関する観察事項を理解する.
2 摂食ペースに異常がみられた場合の対処法を理解する.

▶Chapter 12　食事時間 →（eラーニング▶スライド12）

食事時間に関する観察ポイントと対処法を，**表11**に示す．食事時間は，摂食のペースとの関わりが大きい．食事時間が長いということは，疲労も含め大きな負担となりうる．反対に，食事時間が極端に短い場合には，窒息のリスクが高まるということに注意すべきである．

Chapter 12の確認事項▶eラーニング スライド12対応

1 食事時間に関する観察ポイントを理解する.
2 食事時間に異常がみられた場合の対処法を理解する.

▶Chapter 13　むせ →（eラーニング▶スライド13）

むせに関しての観察ポイントと対処法を，**表12**に示す．食事中のむせは喉頭や気管への異物侵入を防ぐ反射であり，誤嚥を疑わせるものである．一方で，誤嚥防止機構が正常に働いているともいえる．

むせや誤嚥防止のため，日頃から食事中には話しかけないよう十分留意すべきである．なお，対処法を実施しても，「むせに伴い酸素飽和度が3%低下，および90%以下になった」「頸部聴診法により嚥下前後の急激な呼吸音の変化がみられる」「気道粘膜に損傷があり異物を排泄しようとする機能が低下した」ような場合，誤嚥が強く疑われるのでその日は食事を中止し，食事の継続については精密検査で検討する．

表12　むせの観察

おもな病態・障害	誤嚥，咽頭残留，疲労，筋力低下，胃食道逆流など
観察のポイント	・むせの有無，回数，程度 ・食事のどの段階でむせるのか ・特定の物でむせるか ・むせたあとは声は出せたか ・むせは強いのか ・呼吸は荒いか ・顔色や口唇色が悪くないか
対処法	・吸引 ・食物形態の調整 ・姿勢調整 ・一口量の検討 ・むせたあとは深呼吸を行い呼吸が落ち着いてから慎重に食事を再開する ・まとまりやすい食物形態の提供 ・液体には増粘食品を加える
食事の中止を考えるとき	対処法を実施しても ・むせに伴い酸素飽和度が，3%の低下および90%以下になったとき ・頸部聴診法により嚥下前後の急激な呼吸音の変化がみられるとき ・気道粘膜に損傷があり異物を排泄しようとする機能が低下しているような場合，誤嚥が強く疑われるのでその日は食事を中止し，食事の継続については精密検査で検討する ・むせたあとに声が出ないとき

表13　声の観察

おもな病態・障害	咽頭残留，喉頭侵入，誤嚥
観察のポイント	・食事中，食後に声の変化がみられるか（痰のからんだようなガラガラ声に変化していないか） ・姿勢の状態（頸部の角度を主とする）
対処法	・息こらえ嚥下 ・交互嚥下，複数回嚥下 ・嚥下後の呼気 ・咳払い

表14　食事内容の観察

おもな病態・障害	口腔期・咽頭期障害，味覚障害，唾液分泌低下，口腔内疾患など
観察のポイント	・特定のものを避けていないか ・味覚障害がないか ・口腔内に疾患がないか ・義歯が適合しているか
対処法	・避けているものの特徴から原因を探る ・患者にとって飲みやすい食物へ変更 ・味覚障害，口腔内疾患を起こす原因の薬剤の変更に関して医師への相談 ・義歯の適合について歯科医師への相談 ・水分が多いものへの増粘剤の使用 ・食物形態の変更 ・嗜好を検討し取り入れる

Chapter 13の確認事項 ▶ **eラーニング スライド13対応**

1 むせに関する観察ポイントを理解する．

2 むせがみられたときの対処法と，経口摂取中止基準を理解する．

Chapter 14　声 →（eラーニング ▶ スライド14）

声に関する観察ポイントと対処法を，**表13**に示す．声の変化は，声帯の麻痺・食物の喉頭侵入・咽頭クリアランスの低下などが原因として考えられる．痰のからんだ声などに代表される湿性嗄声では，持続的に食物や痰が声帯上や梨状窩に貯留している状態にある．また，声門閉鎖不全によるかすれ声や囁き声は声門下圧の低下に伴い誤嚥を起こしやすい状態にある．いずれの場合も咽頭残留や誤嚥など咽頭期嚥下障害を疑う．声の変化に伴ってすぐに食事を中止するのではなく，検査の対象とすべきである．

表13の対処法で症状が変わらない場合，咽頭残留や誤嚥など咽頭期嚥下障害が疑われるので精密検査で検討する．

Chapter 14の確認事項 ▶ eラーニング スライド14対応

1 声に関する観察ポイントを理解する．
2 異常がみられた場合の対処法を理解する．

▶Chapter 15 食事内容 →（eラーニング ▶ スライド15）

食事内容に関する観察ポイントと対処法を，**表14**（p.61）に示す．嚥下障害患者のなかには，無意識のうちに飲み込みやすい食物を好み，逆に飲み込みにくいものを避ける傾向がある．それらは口腔期，咽頭期の障害はもとより口腔内疾患，薬の副作用，脳卒中片麻痺患者の味覚閾値の変化などが原因として考えられる．

また，栄養の確保が十分でない場合には，補助栄養などで補うことも検討しなければならない．

Chapter 15の確認事項 ▶ eラーニング スライド15対応

1 食事内容に関する観察ポイントを理解する．
2 食事のとり方に問題があったとき，どのような対応をするのかを理解する．

文　献

1) 藤島一郎：口から食べる嚥下障害Q＆A．第3版，中央法規，東京，2002.
2) 藤島一郎編著：よくわかる嚥下障害．永井書店，大阪，pp.84，85，131，179，180，2005.
3) 藤島一郎，藤谷順子編著：嚥下リハビリテーションと口腔ケア．メヂカルフレンド社，東京，pp.123-125，160，2003.
4) 藤島一郎，柴本勇監修：動画でわかる摂食・嚥下リハビリテーション．中山書店，東京，pp.20-25，29-31，2004.
5) 才藤栄一，向井美惠，半田幸代，藤島一郎編：摂食・嚥下リハビリテーションJJNスペシャル．52：30，1996.
6) 小山珠美監修：摂食・嚥下障害経口摂取標準化ガイド．日総研，pp.103-106，173-187，276-288，364，371-376，2005.
7) 矢守麻奈監修，リハビリテーション加賀八幡温泉病院嚥下障害研究会編著：ステップ方式で学ぶ摂食・嚥下リハビリテーション．日総研，pp.17, 39, 42, 126, 134, 135，1999.
8) 吉田哲二，伊藤裕之，堀口俊之，鈴木康司，大前由紀雄編：嚥下障害Q＆A．医薬ジャーナル社，東京，pp.92，129，190，2001.
9) 小山珠美編：口から食べる幸せをサポートする包括的スキル．医学書院，東京，pp.20-23，36-67，80-87，96-107，113-134，2015.

58 食具・自助具・食事介助方法

Lecturer ▶ 竹市美加
訪問看護ステーション たべる

学習目標 Learning Goals

- 安全に食べるために必要な食具の条件がわかる
- 自助具が備えるべき条件がわかる
- 食事用自助具の種類がわかる
- 安全・自立につなげる食事姿勢の調整がわかる
- 安全な食事介助方法がわかる
- 食事の自立につなげる方法がわかる

Chapter 1 はじめに → (eラーニング ▶ スライド1)

むせや食べこぼし，誤嚥などの原因の一つに，食具や食事姿勢を含めた食事環境や介助による影響がある．特に摂食嚥下障害がある場合においては，誤嚥性性肺炎，窒息に加え，摂取量の低下は低栄養・脱水などのリスクにつながる．捕食動作に障害がある場合においても，食具や食事環境を調整することで，食事の自立につながる場合も多々ある．食べやすく工夫された食具，食べやすい食事環境を調整し，適切に介助することで，安全・自立につながる．

Chapter 1 の確認事項 ▶ eラーニング スライド1対応

1 食事介助の重要性を理解する．

Chapter 2 福祉用具・食具・自助具（表1） → (eラーニング ▶ スライド2)

福祉用具は障害者のために作られたもので，自立支援（補完）用具と，介助支援（介助量軽減）用具に分類される．自助具とは，身体機能や身体構造上の問題により，困難が生じている日常生活動作を，安全にかつ可能な限り自分で遂行できるようにするために，特別（個別）に工夫された道具のことであり，自立支援用具に含まれる．

表1 福祉用具・食具・自助具の定義

福祉用具	自立支援（補完）用具	障害者が生活動作を行いやすくすることを目的とした用具
	介助支援（介助量軽減）用具	介助者が安全に介助を行いやすくすることを目的とした用具
食具		食事に用いる器具・容器・食器（日本国語大辞典より）
自助具		身体機能や身体構造上の問題により，困難が生じている日常生活動作を，安全に，かつ可能な限り自分で遂行できるようにするため，特別（個別）に工夫された道具のことである．

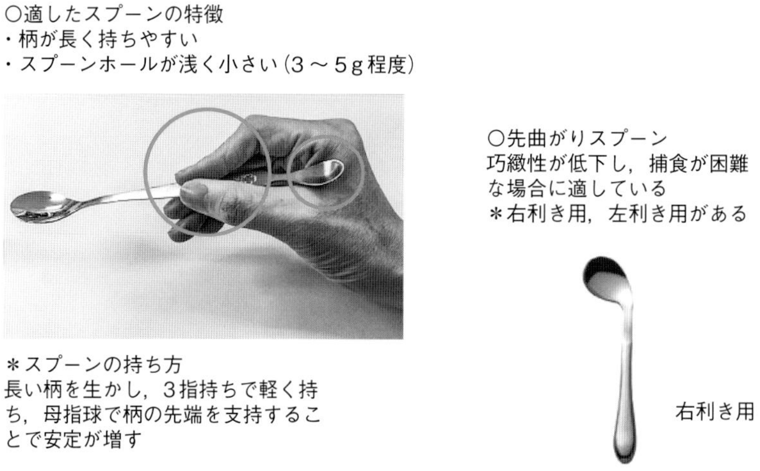

図1　食具①：スプーン

Chapter 2の確認事項 ▶ eラーニング スライド2対応

1. 福祉用具の定義を理解する.
2. 自立支援用具，介助支援用具，自助具の定義を理解する.

Chapter 3　食具①：スプーン → （eラーニング ▶ スライド3）

スプーンは，スプーンホールが浅く，小さいものが適している．スプーンホールが浅く小さいことで，一口量を3～4gに調整しやすく，開口が難しい場合も口腔内に取り込みやすい．また，スプーンによる舌の圧刺激により咀嚼運動や嚥下反射惹起につながる．柄は長く持ちやすいものが適しており，介助だけでなく食事の自立にもつながりやすい（**図1**）．

スプーンの持ち方は，3指持ちで柄の先端を母指球で支持することで安定が増す．操作性がよいことで介助しやすく，自立にもつながる．また，強く握りすぎると舌の動きの阻害となるため，軽く持って介助する．

Chapter 3の確認事項 ▶ eラーニング スライド3対応

1. 嚥下に適したスプーンの特性を理解する.

Chapter 4　食具②：コップ（図2） → （eラーニング ▶ スライド4）

コップ飲みでは取り込むときに顎を上げた状態となり，口腔保持が困難となって頸部伸展位で嚥下が起こり，誤嚥のリスクとなる．そのため，口が広く浅いコップや鼻があたる部分をカットしたコップを使うことで，顎を引いた状態で取り込み，口腔保持，嚥下が可能となる．吸う力がある場合は，ストロー付マグカップを使用することで，一口量の調整が可能となり，顎を引いた状態で嚥下可能となる．

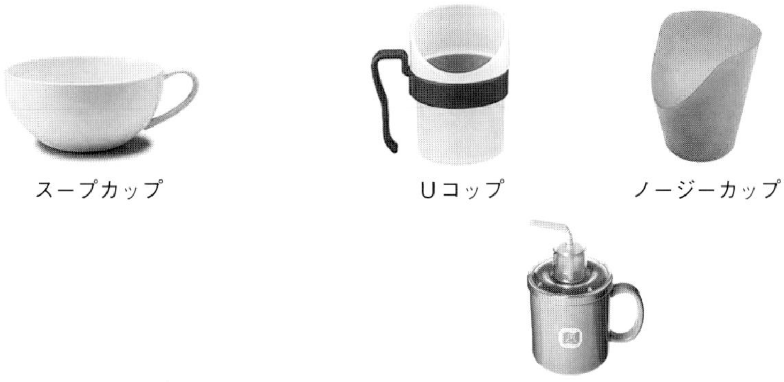

図2　食具②：コップ

Chapter 4の確認事項 ▶ eラーニング スライド4対応

1 通常のコップによる飲水に伴うリスクを理解する．
2 摂食嚥下障害に適したコップの形状を理解する．

▶Chapter 5　食事用自助具①：捕食用自助具（図3）→（eラーニング ▶ スライド5）

上肢機能の障害や筋力の低下により保持が困難な場合は，スプーンの柄が太く軽いものが持ちやすい．シリコンスポンジやくるくるシリコングリップなどをスプーンやフォークに装着することで，弱い保持力でも保持することが可能となる．また，ユニバーサルニューカフやウィル1のように，手に合わせ装着する装置を使うことで，保持が可能となり，食事の自立につながる．

Chapter 5の確認事項 ▶ eラーニング スライド5対応

1 保持が困難な場合に有用な自助具について理解する．

▶Chapter 6　食事用自助具②：バネ付き箸（図4）→（eラーニング ▶ スライド6）

日本人の文化として，特に高齢者にとって箸を使うことは重要な意味を持つ．使い慣れた箸を使うことで，認知機能の低下がある場合に食物認知につながり，食べる意欲の向上，食事の自立につながる場合もある．巧緻性や筋力が低下した場合においては，バネ付き箸などを使用することで箸の使用が可能となる．

Chapter 6の確認事項 ▶ eラーニング スライド6対応

1 箸の特性と，巧緻性・筋力等が低下した場合に有効な製品等を理解する．

○握力や巧緻性低下により保持が困難な場合

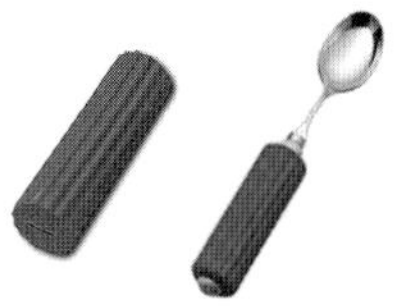

シリコンスポンジ

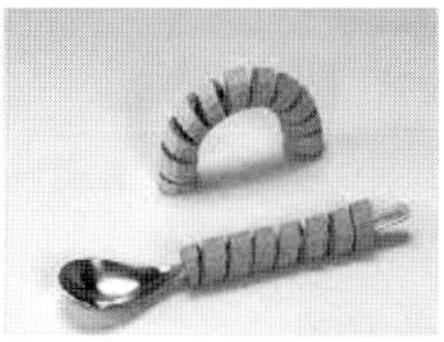

くるくるシリコングリップ

○保持動作が困難な場合

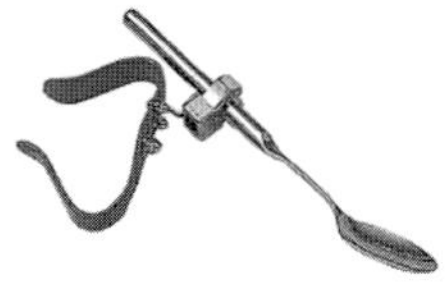

ユニバーサルニューカフ

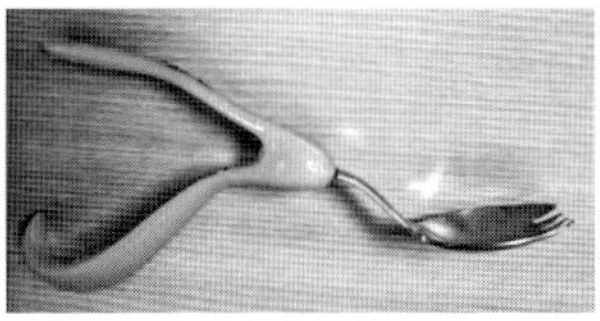

ウィル1

図3　食事用自助具①：捕食用自助具

○力のいらない握りと軽さで，箸先の交差がなくつかめ，鷲掴みでも
　使用が可能となる
＊両用・右利き用・左利き用がある

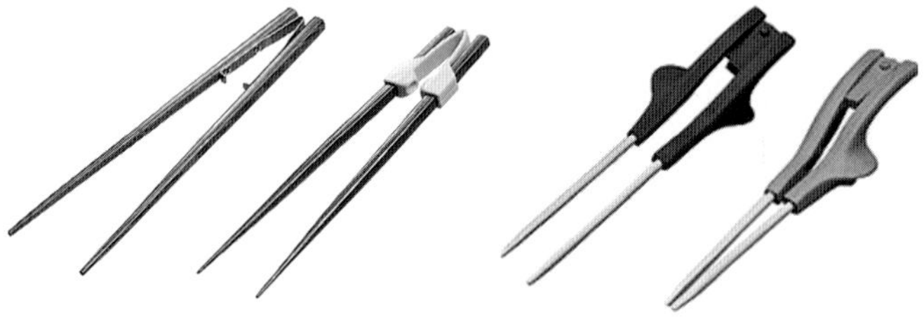

箸一番つかむくん　　楽々箸　　箸ぞうくん（右用）　　箸ぞうくん（左用）

図4　食事用自助具②：バネ付き箸

▶Chapter 7　食事用自助具③：器・すべり止めマット（図5）

→（eラーニング▶スライド7）

裏に滑り止めがついており，片手操作でもすくう動作が可能となる．また，巧緻性の低下によりすくう動作が困難な場合においても，器の底が傾斜しており返しがあるので，片手操作でもすくいやすくこぼれにくくなる．すべり止めマットにおいても，器を押さえる動作が困難な場合において効果的である．

Chapter 7の確認事項▶eラーニング スライド7対応

1 器に施される工夫にはどのようなものがあるのか理解する．

▶Chapter 8　食事用自助具④：バランサー

→（eラーニング▶スライド8）

重度の運動麻痺患者に対し，スプリングの張力を利用することにより，わずかな力でも自身の腕を動かし捕食が可能となる（**図6**）．

○裏にすべり止めがついており，底が傾斜しており返しがあるので，片手操作でもすくいやすくこぼれにくい．すべり止めマットなども安価で使用しやすく効果的である．

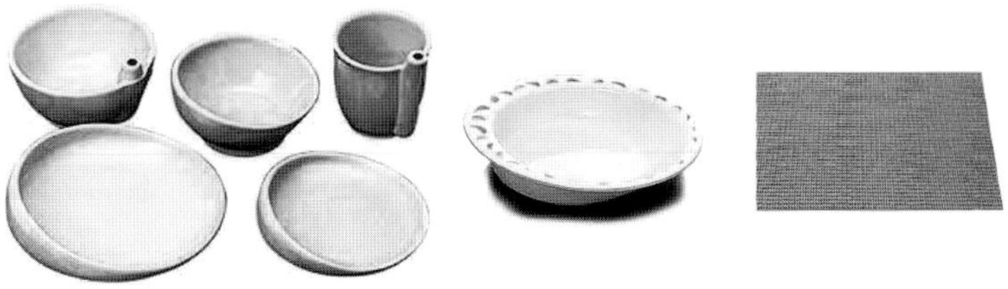

らくらく食器　自助食器　すべり止めマット

図5　食事用自助具③：器・すべり止めマット

○末梢性運動障害などにより上肢機能が低下した場合

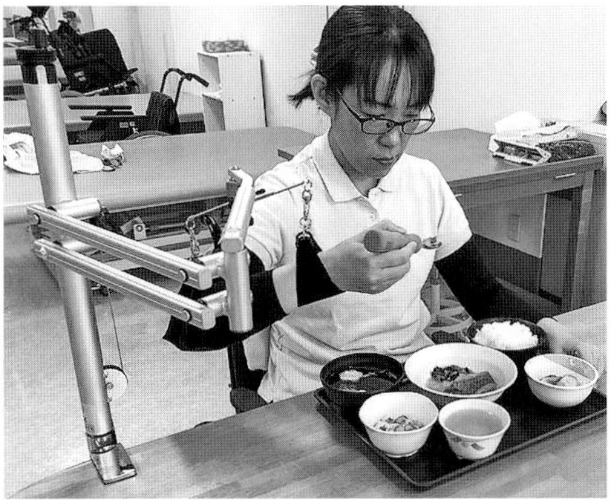

スプリングバランサー

図6　食事用自助具④：バランサー

Chapter 8の確認事項▶**eラーニング スライド8対応**

1 上肢機能が低下した場合の食事用自助具を理解する．

▶Chapter 9　テーブル →（eラーニング▶**スライド9**）

食事時の姿勢は，摂食嚥下機能に大きく影響を及ぼす．その食事姿勢は，ベッド，椅子，テーブルなどに大きく影響される．両肘をついて安定しやすいテーブル（**図7**）などを使用することで，姿勢の安定性，食事動作の自立につながる．

Chapter 9の確認事項▶**eラーニング スライド9対応**

1 テーブルによって食事姿勢を安定させることができることを理解する．

○安定性・上肢の巧緻性の補助

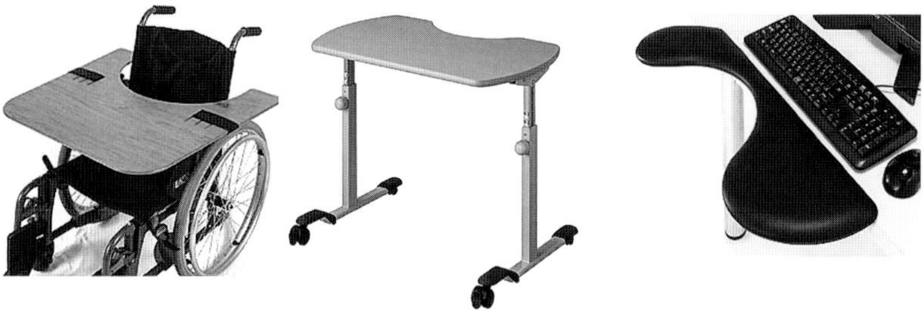

両手が肘からのりやすい構造のテーブル　　パソコン用肘置き

図7　テーブル

Chapter 10　安全な食事につながる環境の調整 →（eラーニング ▶ スライド10）

安全・自立を目指した食支援において，食物認知を高め，食事に集中できる環境が必須となる（**表2**）．静かな環境を作るだけでなく，テーブルやトレイの上を整理する，端的で最低限の声掛けにするなど，視覚・聴覚情報を整理することも重要である．加えて，排泄をすませておく，排泄に関連した物品は清潔にして片づけるなど，気持ちよく食事に集中できるように配慮する．食事は，できるだけ正面・斜め下に配置することで，食物認知が高まるだけでなく，視線の誘導により頸部姿勢の調整にもつながる．そして，食事と食べる様子が一度にみえる位置で介助することにより，リスク管理も含め安全で効率的な介助につながる．

表2　安全な食事につながる食事前の準備

・食事に集中できる食事場所の選定（テレビなどは消し，テーブルやお盆の上は必要なものだけに整理する）
・食事前に排泄を促し，おむつなどは交換し清潔で気持ちのいい状態にしておく（尿器やポータブルトイレなどは，清潔な状態にしてみえない位置に片づける）
・覚醒を促し気持ちよく食事ができるように手や顔をおしぼりで拭く
・口腔・咽頭ケアを行い，食べる機能を高める
・必要な場合，パルスオキシメータや誤嚥や窒息時に早急に対応できるように吸引セットなどを準備しておく
・患者の正面で，みえやすく斜め下に視線が誘導できる適切な位置に食事を配置する
・介助者は，介助者からみて食事と患者が90度以内にくるように位置する

Chapter 10の確認事項 ▶ eラーニング スライド10対応

1 安全な食環境整備について理解する．

Chapter 11　ベッド上での食事姿勢の調整（図8） →（eラーニング ▶ スライド11）

食事時の姿勢は，嚥下機能低下時に代償法として活用されるように，摂食嚥下との関連が強い．不良な姿勢は，食べる機能を阻害するだけでなく，呼吸や循環など全身に影響を及ぼし，誤嚥や窒息，食事の自立阻害，食事量の低下などにつながる．誤嚥を予防し安全な食事を提供するためには良好な機能が充分に発揮できる食事姿勢の調整が必須となる．

①ベッド上での食事姿勢では，ベッドと体の隙間が過度にあかないようにクッションやバスタオル

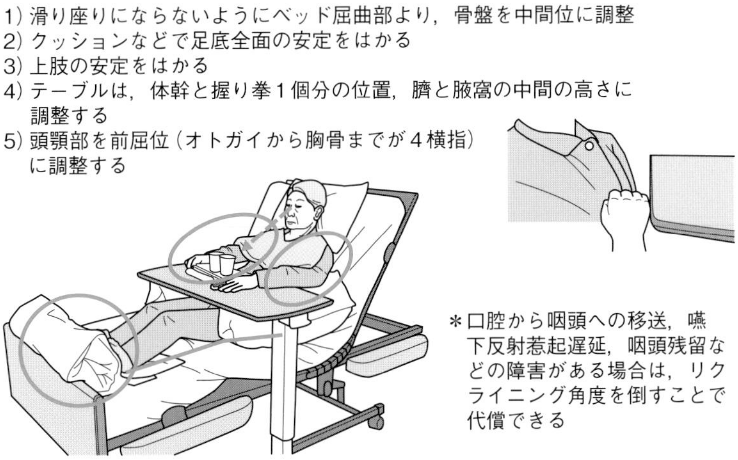

図８　ベッド上での食事姿勢の調整

などを使用して，安定を図る．骨盤が後傾すると，腹部・胸部の圧迫となり，嚥下関連筋の緊張につながるため，滑り座りとならないように挙上する．

② 足底の安定をはかることで，姿勢の崩れを予防し，嚥下力や喀出力の向上を図ることができる．

③ 上肢は，上肢の重さが頸部周囲筋の緊張や呼吸への負荷とならないように，肘からサポートを行う．リクライニング角度が低い場合は，肩甲帯のサポートも必要となる．

④ テーブルを体幹と握り拳１個分の位置，臍と腋窩の中間の高さに調整し設置することで，上肢が安定し姿勢の崩れの予防となる．また，肘をついた状態で捕食できるため，食事の自立にもつながる．

⑤ 頸部の伸展は，口から気管にかけて直線状となり構造的に誤嚥しやすくなる．加えて，頸部周囲筋の過緊張となり嚥下運動を阻害するため，頸部前屈位に調整が必要である．

Chapter 11 の確認事項 ▶ eラーニング スライド 11 対応

1 ベッド上での適切な食事姿勢を理解する．

2 ベッド上での姿勢調整のポイントを理解する．

▶Chapter 12　車椅子での食事姿勢の調整（図９）→（eラーニング ▶ スライド12）

車椅子は移動の道具であり，食事時に使用するためには姿勢調整が不可欠となる．また，長期間使用している車椅子は，座面は背面のシートがたわんでくるため，たわみの補正も必要となる．

① 臀部の位置が重要であり，滑り座りとならないように，しっかりと座面深くに座る．

② 足底は，床面に接地する．足底全面がつかない場合は，足台を使用する．フットサポートを使用すると，足底の位置が体側から離れ骨盤が後傾するため，少し体側に引くように足底の位置を調整することで，体幹が前傾となり食べやすい姿勢につながる．

③ 上肢は，必ず両肘をテーブルにのせる

④ テーブルを体幹と握り拳１個分の位置，臍と腋窩の中間の高さに調整することで，上肢の安定がはかれ，姿勢の崩れの予防となる．また，肘をついた状態で捕食できるため，疲労しにくく食事

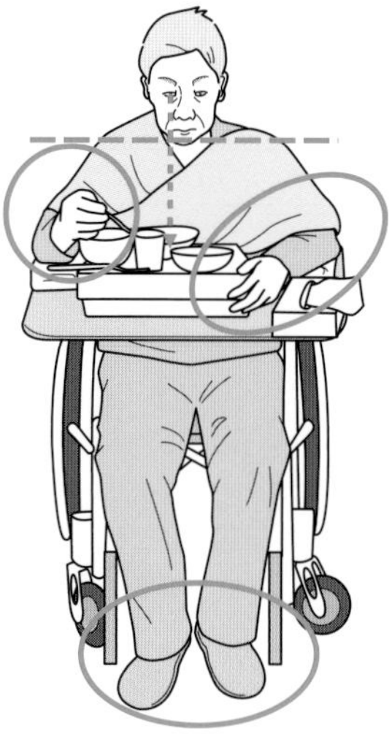

図9　車椅子での食事姿勢の調整
（竹市美加：姿勢・耐久性．小山珠美編，口から食べる幸せをサポートする包括的スキル KTバランスチャートの活用と支援，第2版，医学書院，東京，p.55，2017.[1]を参考に作成）

の自立にもつながる．

⑤ 斜め下正面に食事を配置し，視線を誘導することで，食物認知が高まるだけでなく，頸部が前屈位となり頸部姿勢の調整にもつながる．

Chapter 12の確認事項▶**eラーニング スライド12対応**

1 車椅子での姿勢調整のポイントを理解する．

▶Chapter 13　基本的なスプーン操作（ゼリーやペースト食の場合）

→（eラーニング▶**スライド13**）

食事介助する場合，高い位置から介助することは，患者本人が飲み込みにくく，顎もあがり誤嚥につながる．また，不適切なスプーン介助は，口を開けない，口にためこむ，飲み込まないなど摂食嚥下障害の症状につながるため，適切なスプーン操作による介助が必要である（**図10**）．

① 視覚情報を入力することにより，食物認知が高まり食べる準備が整う．

② スプーンは，舌と平行に口腔内に挿入する．高い位置から挿入すると，頸部が伸展位となり，むせや早期咽頭流入，咽頭残留の原因となる．

③ 日本摂食嚥下リハビリテーション学会嚥下調整食分類2013コード2までの食品（丸飲み可能な食品）はスプーンを舌背中央にのせることで，咽頭への送り込みがスムーズとなる．コード3以上の食品（咀嚼が必要な食品）は舌尖に置くことで，咀嚼運動へ移行しやすくなる．

④ スプーンを抜くときは，口唇閉鎖を促し，上口唇を滑らせるように刺激し，斜め上方へ抜く．このとき，顎が上がりやすいため，注意が必要となる．口唇閉鎖を促すことで，開口嚥下を予防し咽頭への送り込みや，口腔内圧を高めることができる．

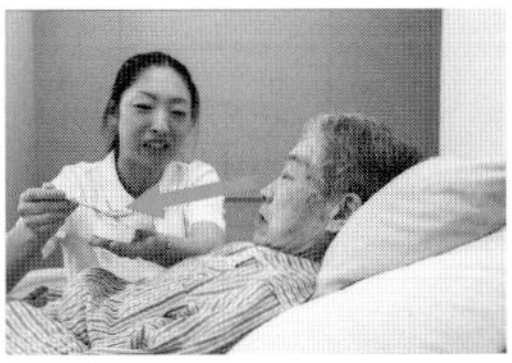

①食品をしっかりみせ，
みえる位置ですくう

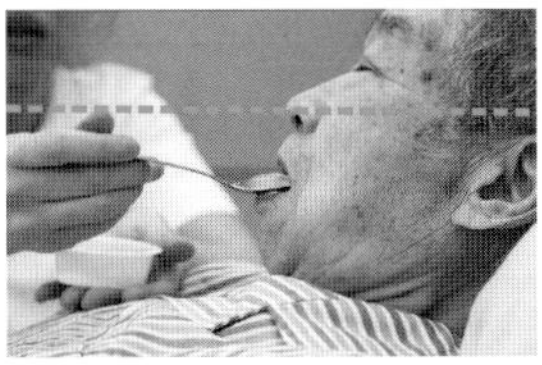

②舌と平行にスプーンを
斜め下から挿入

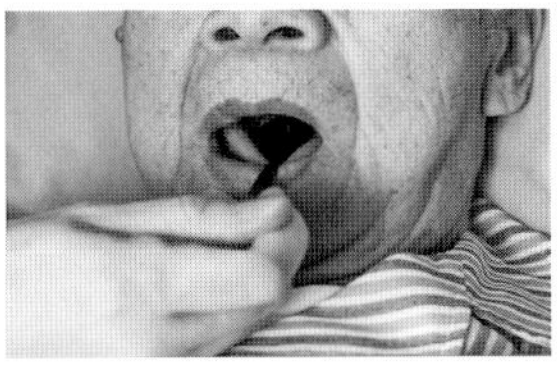

③スプーンホール全体を舌
背中央へのせ，スプーンで
舌を軽く圧刺激する

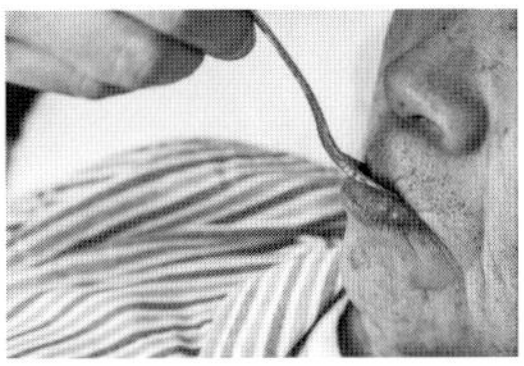

④口唇閉鎖を誘導し，上口唇を滑
らせるように斜め上方へ抜く
＊顎が上がらないように注意する

図10　基本的なスプーン操作（ゼリーやペースト食の場合）
（小山珠美：食事介助スキル．小山珠美編，口から食べる幸せをサポートする包括的スキル KTバランスチャートの活用と支援，第2版，医学書院，東京，p.101，2017．[2]）

適切な介助ペース
●捕食したらすぐに次の一口をすくって準備し，嚥下が確認できればすぐに次の一口を介助する．
（ポイント）
・患者と食事を両方にみえる位置で介助する（患者と食事が 90 度以内）
・みえる位置ですくい，嚥下が確認できるまで動かさない

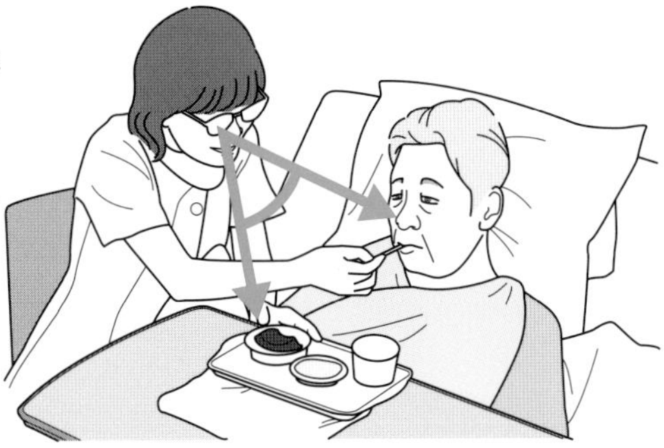

図11　適切な介助ペース

Chapter 13の確認事項▶**eラーニング スライド13対応**

1 スプーン操作の基本を理解する．

Chapter 14　適切な介助ペース（図11）→（eラーニング▶**スライド14**）

介助ペースは，食事時間，食事による疲労，むせや誤嚥，食事量などにも関連する．捕食介助後すぐに次の一口をみえるようにすくい，飲み込みを確認したらすぐに次の一口を介助する．ペースよく介助することで，食事への集中維持，食事時間の短縮，食事による疲労軽減，食事摂取量の増大など，安全で効率的で食べやすい介助につながる．

ペースよく介助するためには，介助者が食品と嚥下の状態が一度にみえる位置（介助者からみて食品と患者が90度以内）で介助する．また，左から右手で介助すると，スプーンをまっすぐ口腔内に挿入で

きず，頸部回旋での嚥下など誤嚥につながるため，右側からは右手，左側からは左手で介助できるように環境を整えることが必要である．

介助ペースが遅いと以下のようなことが起こり，誤嚥や食事量の低下を招くので注意する．

・呼吸優位となり，口腔・咽頭に残留したものを吸気で吸い込んでしまう

・食事時間が延長し，患者・介助者ともに疲労する

・食事への集中維持が困難

Chapter 14の確認事項▶eラーニング スライド14対応

1 介助ペースの基本を理解する．

文 献

1）竹市美加：姿勢・耐久性．小山珠美編，口から食べる幸せをサポートする包括的スキル KTバランスチャートの活用と支援，第2版，医学書院，東京，p.55，2017.

2）小山珠美：食事介助スキル．小山珠美編，口から食べる幸せをサポートする包括的スキル KTバランスチャートの活用と支援，第2版，医学書院，東京，p.101，2017.

59 摂食嚥下障害患者に対する捕食から嚥下までの介助

Lecturer ▶ 小山珠美
NPO法人
口から食べる幸せを守る会

学習目標 *Learning Goals*

- 摂食嚥下機能障害の捕食から嚥下までの安全な食事介助方法がわかる
- 摂食嚥下リハビリテーションとしての機能促通，代償方法，自立支援，QOL向上を意図した食事介助方法がわかる

▶Chapter 1 はじめに →（eラーニング▶スライド1）

食事介助とは，自力で安全に食事ができない人に対してそれを助けることであり，食事を通してQOL向上を支援していくことである．摂食嚥下障害患者の食事介助は，障害された機能の促通や，代償を踏まえたリハビリテーションの機能を包括する．摂食嚥下障害患者は，その背景に運動麻痺，感覚障害，高次脳機能障害，呼吸障害，消化器障害など多岐にわたる障害を合併している場合が多く，食事介助を行う者は，誤嚥性肺炎，脱水，窒息，QOL低下などのリスク管理を行いながら進めていく．また，対象者の自立を支援し，満足感や幸福感が得られるような介助に留意する．介助者は医療職，介護職，家族など多岐にわたるが，医療職による安全性が見定められたうえで，経口栄養のみで食事摂取できる状況下での介護職や家族による介助へと拡大し，円滑に協働していく．本章では，捕食から嚥下までの障害に応じた代償法や自立支援を踏まえた食事介助について解説する．

▶Chapter 2 食事介助に関連した援助の要素（図1）→（eラーニング▶スライド2, 3）

1）安全で食欲を増す食事環境の整備

① 摂食嚥下機能に応じた場所の選定（訓練レベルなどの特別な場合を除いてできるだけ離床した状態での食事環境を設定する）
② 食前の排泄をすませ，口腔・咽頭，手，顔などのケアを行う
③ 患者と介助者双方がリラックスできる温かな雰囲気
④ 食事に集中できる静かな環境（テレビやラジオを消して食事に集中できるようにする．また，人の出入りや騒音の多い環境は避ける）
⑤ 摂食中の会話は慎重にし，口の中に食物が入っているときは不用意に話しかけない
⑥ 緊急時に備え，必要に応じ吸引器，カテーテル，グローブ，動脈血酸素飽和度測定器の準備などを行う

2）食事介助方法の留意点

① 覚醒を促し，視覚，嗅覚，触覚などの脳機能の活性化を図る
② 心身のリラクセーション，頭頸部や口腔周囲のマッサージ，ストレッチなどの嚥下体操や間接訓練を併用する

食事環境の整備

- 摂食場所の選定
- 口腔・咽頭・手･顔のケア
- リラックスできる温かな雰囲気
- 集中できる環境
- 摂食中の会話への注意
- 緊急時の準備

食事介助方法

- 覚醒を促す
- 心身のリラクセーション
- 姿勢・食事内容・介助方法の確認
- エプロンやタオル類の配慮
- 両上肢の安定
- 食膳の配置
- 介助者の位置
- 正面からの捕食
- セルフケア拡大
- 食後の口腔ケア
- 食後の姿勢

図1　食事介助に関連した援助の要素

③ QOL向上を意図した安全な姿勢，食事内容，介助方法に留意する
④ エプロンやタオル類は，嚥下反射が観察できるよう喉頭周囲を開け，首全体を覆わない
⑤ 両上肢の安定を図る．自力摂取の場合は，肘とテーブルを同じ高さとし，スプーンホールが口腔内に入ったときに肘が浮かないよう，高さを調整する．エプロン類から両手を出し，できるだけ肘からテーブルにのせ，操作性が高まるような体勢にする
⑥ 食膳全体がみえ，介助者の行為も患者の視覚情報に入るような配置とする
⑦ 頸部前屈位で摂食できるような介助者の位置とする（介助者が立位で患者の目線より高いと，頸部が伸展位となりやすい）
⑧ 斜め下正面から捕食介助し，逆手介助にならないようにする（右側から介助する場合は右手を使用し，左側から介助する場合は左手を使用する）．
⑨ 代償法で横向き嚥下をしている場合，一側の口唇の運動麻痺が重度な場合，高次脳機能障害による半側空間性障害などは，個別に応じた対応をする．
⑩ セルフケア拡大を意図した介助とする
⑪ 食後の口腔ケアを必ず行う
⑫ 食後の体位は胃食道逆流や嘔吐による誤嚥を予防するために，ベッドでフラットな状態にせず，1時間程度は座位もしくは45度以上のリクライニング姿勢を保つ
⑬ 必要時，感染対策に留意して行う

などに留意する．

Chapter 2の確認事項 ▶ eラーニング スライド2, 3対応

1. 食環境の整備では，どのようなことに留意するのかを理解する．
2. 食事の介助方法では，どのようなことに留意するのかを理解する．

▶Chapter 3　先行期に関連した摂食環境調整と食事介助（図2）

→（eラーニング▶スライド4）

先行期では，認知，姿勢，動作，摂食用具などが要素となる．摂食環境調整における認知機能低下への配慮として，視覚・嗅覚・聴覚・触覚情報などを適正に提供し，認知機能に応じた環境調整を行う．また，頭頸部・体幹・上肢・下肢・足底などの安定した姿勢や摂食角度調整なども重要である．なお，

① 認知機能低下への配慮
- 視覚・嗅覚・聴覚・触覚情報の適正化
- 認知機能を高める環境調整

② 安定した姿勢
- 体幹角度調整
- 頭頸部の安定した姿勢
- 体幹・上肢・下肢・足底の安定

③ 摂食用具やテーブルの調整
- 摂食用具の工夫
- テーブルや肘関節の安定（肘とテーブルを同じ高さに調整）

④ 安全な摂食動作（捕食介助）
- 右側からの介助は右手，左側からは左手（逆手介助を避ける）

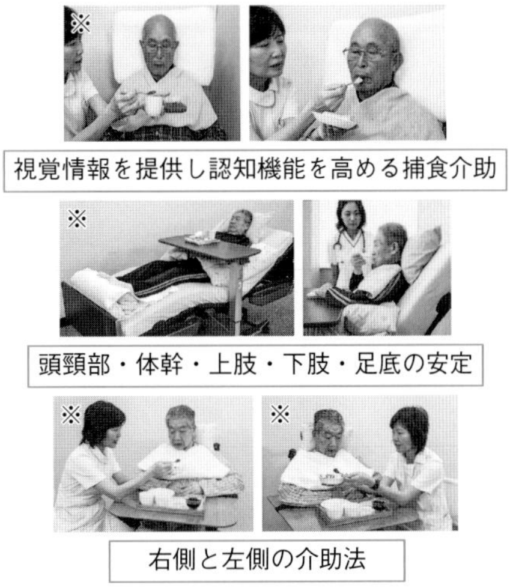

図2　先行期に関連した摂食環境調整と食事介助
（※小山珠美編集：口から食べる幸せをサポートする包括的スキル―KTバランスチャートの活用と支援―．医学書院，東京，2017．[1]）
※ご本人，ご家族の許可を得ています．

水平位に近くなるほど，頭頸部の緊張が高まったり，舌根沈下による呼吸障害，咽頭への早期流入などを引き起こす可能性もあるため，食物水分の量や性状，食事形態には十分注意する．自力で摂食する場合は，安全性に留意したテーブルや摂食用具を選定する．右側からの介助は右手，左側からは左手とし，安全で安楽な捕食のために逆手介助を避ける．

Chapter 3の確認事項▶eラーニング スライド4対応

1 先行期では，どのようなことに気をつけて摂食環境を整えるのかを理解する．

Chapter 4　口唇での捕食が困難な場合 →（eラーニング▶スライド5,6）

口唇での捕食が困難な場合の介助法として，以下のような対応を図る（**図3，4**）．

① スプーンは，小さめで，スプーンホールが浅く，全体が舌背中央に入るようなサイズのものを用いる．大きなスプーンでは，捕食の際に啜ってしまい吸気と嚥下のタイミングを損ない，むせを引き起こしやすい．また，捕食時のこぼれを防ごうとしてさらなる吸気による捕食を招く．

② 認知機能低下による口唇の開口が不良な場合は，言語や視覚で誘導し，食物が入ったスプーンを下口唇に軽く触れ，開口を待つ，人差し指を軽く当て開口のアシストをするなどの対応がある．

③ 筋緊張が高く，スプーンをはねのけようとするような口唇での抵抗が強い場合は，スプーンを上下口唇の間に軽く入れ，強い抵抗を与えないで，口唇の抵抗がゆるむのを待ってスプーンを口腔内に進めていく．また，口唇閉鎖が困難な場合は，捕食後すぐに介助者の指を軽く口唇に当て，用手的なアシストによる捕食も有効である．口唇閉鎖が適切にアシストされることで嚥下圧が高まり，嚥下反射が誘導されやすい．

④ 一口量の適正化を図ることも留意する．一口量が多すぎることで，口唇からこぼれ落ちる原因となり，啜ってしまう，窒素する，などの問題も発生しやすい．一方，少なすぎると口腔内の知覚や味覚が不足し，送り込みや嚥下運動が遅延する．

① 大きなスプーンやフォークの使用は避ける．
② 口唇の開口が不良な場合は，スプーンを下口唇に軽く触れ開口を待つ．もしくは，下顎を人差し指全体で軽く押し下げる．
③ 口唇の閉鎖が不良な場合は，介助者の指を軽く下口唇に当て，嚥下運動が起こるように口唇閉鎖を補助する．
④ 一口量が多いと，口唇からこぼれ落ちたり，啜ってしまうため注意する．

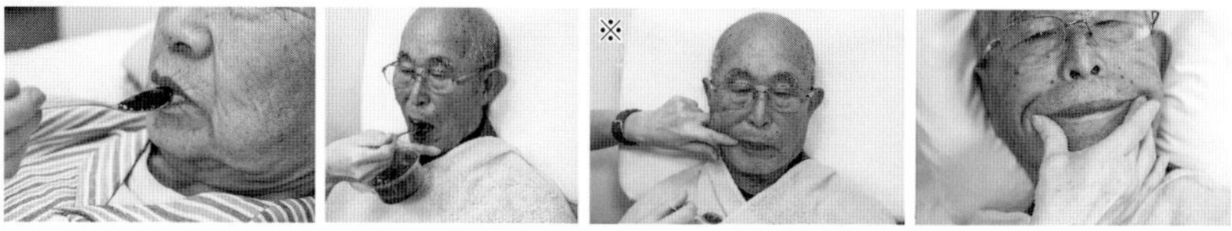

口唇での捕食や口唇閉鎖のアシスト

図3　口唇での捕食が困難な場合（その1）
（※小山珠美編集：口から食べる幸せをサポートする包括的スキル―KTバランスチャートの活用と支援―．医学書院，東京，2017．[1]）
※ご本人，ご家族の許可を得ています．

⑤ ゼリー類の介助はスプーン全体を舌の中央にのせ，軽く舌を圧刺激する．
⑥ スプーンホール全体を口唇で捕食できるようにする．
⑦ スプーンを引き抜くときは，スプーンのホール全体を上口唇に滑らせるようにして，ゆっくりとやや上に向けて抜き，顎が上がらないように注意する．

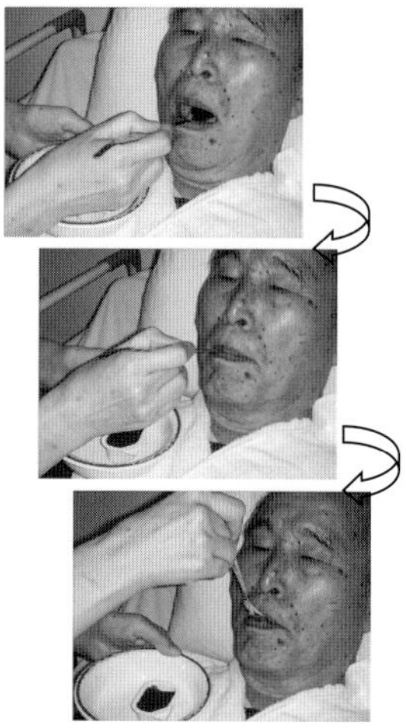

図4　口唇での捕食が困難な場合（その2）
※ご本人，ご家族の許可を得ています．

⑤ 捕食介助時のスプーンを置く位置は，ゼリーやペースト類は舌の中央，咀嚼物は舌の手前とする．リクライニング30度レベルでの液体は，早期咽頭流入やむせを引き起こしやすく，注意する．
⑥ スプーンホール全体を口唇で捕食できるように配慮する．その際，「口をしっかり閉じてください」と声をかける．できない場合は，口唇閉鎖を介助者の手でアシストする．
⑦ スプーンを口腔内から引き抜くときは，上口唇に滑らせるようにしてゆっくりとやや上に向けて引き出し，顎が上がらないように注意する．味噌汁など液体と固体が混在している場合は，捕食の際啜ってしまい，液体のみが早期咽頭流入をきたしやすいため汁と具を別々に介助する．

Chapter 4の確認事項▶**eラーニング スライド5，6対応**

1 口唇による捕食困難な場合の対応法を理解する．

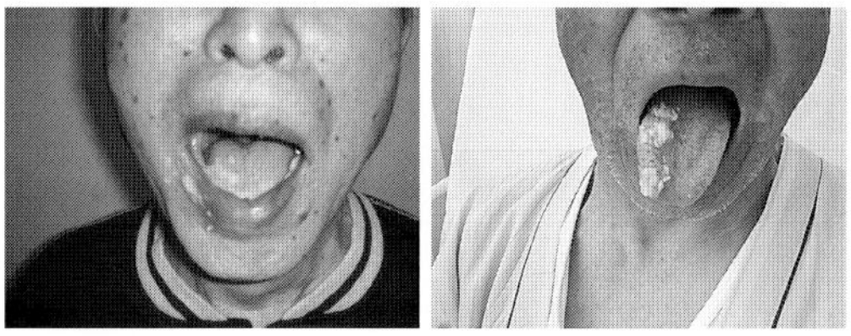

口腔前庭や舌の麻痺側に残留

図5　準備期（咀嚼と食塊形成）に障害がある場合

▶Chapter 5　準備期（咀嚼と食塊形成）に障害がある場合 →（eラーニング▶スライド7）

準備期（咀嚼や食塊形成）に障害がある場合は，以下のような対応を図る．

① 障害に応じた食品の硬さ，形態，粘性などを調整する．特にゼリーは，咀嚼運動により口腔内でゼリーが散らばり，咽頭にだらだらと流れ込みやすくなるため，スライス法による丸のみ嚥下を行う（「もぐもぐしてください」などの言葉かけをしないよう注意する）．

② 咀嚼が有効にできるような歯や義歯など，口腔環境整備に留意する．

③ 咀嚼の意識化を誘導する（口を閉じてよく噛んでくださいと声をかける）．

④ 麻痺側からの食べこぼしや残留物が多い場合は，非麻痺側での咀嚼を誘導する．麻痺側の運動や知覚低下により口腔内も麻痺側に残留しやすいため（**図5**），残留物を鏡で確認できる場合は，視覚情報で意識化してもらう．

⑤ 徐々に両側での咀嚼ができるよう，間接訓練などと組み合わせて機能を高めていく．

▷ Chapter 5の確認事項 ▶**eラーニング スライド7対応**

1 準備期に障害がある場合の対応法を理解する．

▶Chapter 6　口腔期（送り込み）に障害がある場合 →（eラーニング▶スライド8）

口腔期（送り込み）に障害がある場合は，以下のような対応を図る．

① 水分やゼリーなど付着性が低く，送り込みや嚥下しやすいものから開始する．食塊形成が不良な場合は，ゼリー類はスライス法を基本とする．

② 座位での送り込みに時間を要している場合はリクライニング位による重力を利用した姿勢を検討する．

③ 左右どちらかの舌に運動麻痺がある場合は（通常は身体の麻痺側と同側に舌下神経麻痺が生じる），非麻痺側の舌に食物を置き，送り込みを助ける．

④ 口唇の閉鎖の意識化（身体の麻痺側と同側の顔面神経麻痺が生じやすい）や，他動的な閉鎖の補助，舌をスプーンなどで軽く押すなどの感覚刺激や運動刺激を与えながら，舌の随意運動を引き出すようなアシストを行う．

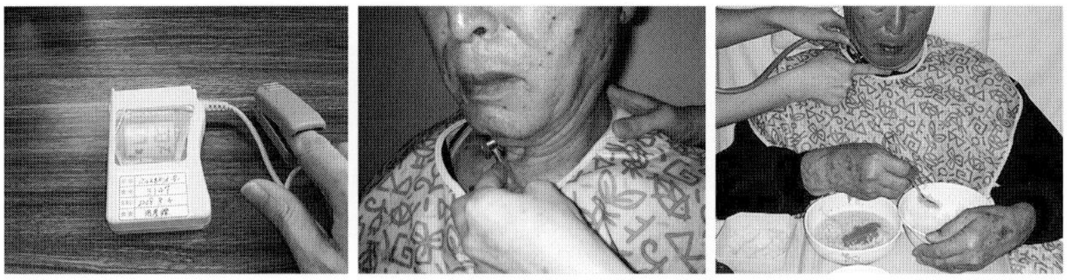

図6　動脈血酸素飽和度測定や頸部聴診の実施

Chapter 6の確認事項▶**eラーニング スライド8対応**

1 口腔期（送り込み）に障害がある場合の対応法を理解する．

▶Chapter 7　咽頭期（嚥下運動）に障害がある場合 →（eラーニング▶**スライド9, 10**）

咽頭期（嚥下運動）に障害がある場合は，以下のような対応を図る．

① 障害の程度に応じた姿勢，食形態，代償法などを総合的にアセスメントし対応する．水分でむせる場合は0.5～1％程度のトロミ水や水分のゼリー化を検討する．

② むせた場合は，やや前傾姿勢をとらせ，有効な咳ができるようにアシストし，呼吸が落ち着くまで口に飲食物を入れない．

③ 呼吸が落ち着いたら，少量の嚥下しやすいゼリーや液体から再開する．

④ 咽頭残留，むせなどの症状が顕著な場合は，パルスオキシメータや頸部聴診などを併用し観察する（**図6**）．

⑤ 誤嚥の徴候が認められた場合には，医師へ報告し対応を検討する．

⑥ 捕食前に口腔周囲図の運動，口腔全体・前口蓋弓への冷圧刺激などの間接訓練と併用しながら患者ごとに対応する．

⑦ 食物を舌上に置いた際に，スプーンによる舌への圧力刺激などで嚥下反射を誘発する．

⑧ 嚥下反射がなかなか起こらない場合に，徒手的に喉頭周囲筋を動かしたり触ったりしすぎないようにする．痛みや不快感でかえって嚥下運動を阻害するため注意する．

⑨ 嚥下反射（喉頭挙上）を確認したら，次の一口をペースよく介助する．

⑩ 口腔内に残留が観察され，咽頭残留が疑われるときは，嚥下の意識化，複数回嚥下，追加嚥下，交互嚥下，横向き嚥下などの残留除去法を踏まえた食事介助を行う．

Chapter 7の確認事項▶**eラーニング スライド9, 10対応**

1 咽頭期（嚥下運動）に障害がある場合の対応法を理解する．

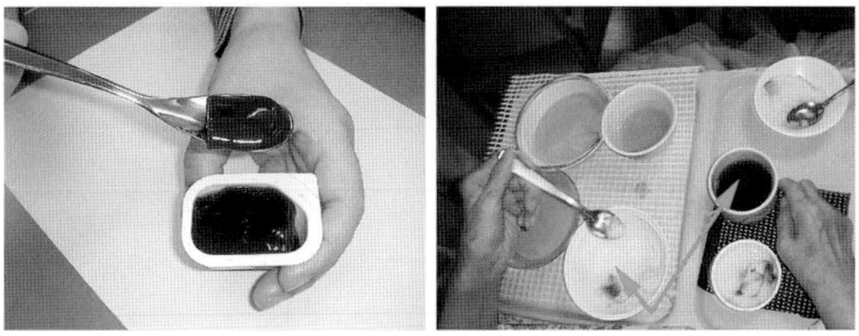

スライスゼリー　　粥とお茶ゼリーの交互嚥下

図7　摂食嚥下機能の促通や代償方法を踏まえた介助

▶Chapter 8　食道期（食道から胃までの通過）に障害がある場合

→（eラーニング▶**スライド11**）

食道期（食道から胃までの通過）に障害がある場合は，以下のような対応を図る．

① 経鼻胃管が留置された状態での経口摂取は，食道入口部の閉鎖が不十分で胃食道（咽頭）逆流をきたしやすいため，注意を要する．使用時はできるだけ内径の小さい胃管とする．

② 嚥下後のむせや食後の咳などが観察される場合は，食道停滞や通過不良が想定されるため，姿勢や食形態に注意する．

③ 消化のよい食事内容とし，胸のつかえ感や逆流感が強い場合は食物形態の調整を行う．

④ 食後の体位は胃食道逆流を予防するためにも，30分から1時間程度は座位を保持する．座位が困難な場合は，体幹角度45度以上のリクライニング姿勢を保持できるようにする．その際は同一姿勢による腰痛や褥瘡の発生に注意する．

Chapter 8の確認事項▶**eラーニング スライド11対応**

1 食道期に障害（食道から胃までの通過）に障害がある場合の対応法を理解する．

▶Chapter 9　摂食嚥下機能の促通や障害の代償方法を踏まえた介助（図7）

→（eラーニング▶**スライド12**）

摂食嚥下機能の促進や障害の代償方法として，以下のような対応を図る．

① スライスゼリー丸のみ法：ゼリーは嚥下しやすいスライス型食塊をつくり，そのまま丸のみしてもらうことで咽頭残留や誤嚥を予防する方法である．山型に盛り上がったゼリーに比べ，薄くスライスしたゼリーは口腔・咽頭で崩れにくく，咽頭や食道入口部をスムースに通過する．送り込みが不良な場合は舌根部に入れる．スプーンは小さめで平たいものを利用する．頸部が伸展していると，丸ごと誤嚥する可能性があるため，必ず頸部前屈位とする．ゼリー類は，崩したりクラッシュしたりしないよう注意する．

② 複数回嚥下：一口につき複数回嚥下することで咽頭残留を除去し，嚥下後誤嚥を予防する．「もう一回飲み込んでください」と指示する．訓練レベルの場合は，咽頭残留感の有無にかかわらず行う（口腔・咽頭知覚低下の場合は，残留していても本人は残留感がないため注意が必要）．

③ 追加嚥下：口腔・咽頭に残留があるにもかかわらず，指示に従えずに嚥下運動を起こすことが困

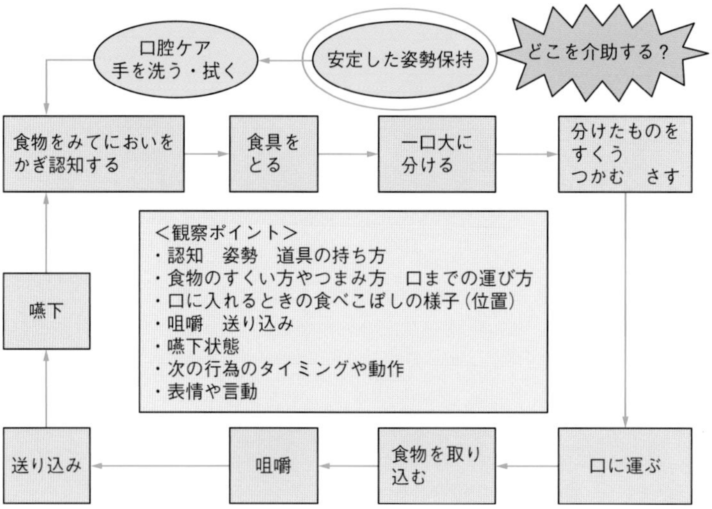

図8　食事動作の構成要素と観察ポイント

難な場合に，少量の液体やゼリー類を捕食介助し嚥下運動を起こす方法．

④ 交互嚥下：嚥下しにくいものと嚥下しやすい食塊が交互に入ることで咽頭残留の除去に有利に働く．特に粥などの粘性が強い食品や，水分が少ない場合は，ゼラチンゼリーや水分を交互に与えると口腔や咽頭残留がクリアになる．食事の最後はお茶やゼリーで終了するとよい．

Chapter 9の確認事項▶**eラーニング スライド12対応**

1 摂食嚥下機能の促通，障害された機能の代償のために，どのような対応があるかを理解する．

Chapter 10　食事動作の構成要素と観察ポイント →（eラーニング▶**スライド13**）

食事動作の構成要素と観察ポイント（**図8**）を理解したうえで，セルフケアを拡大して自立支援を図る．食事のプロセスは姿勢，認知，捕食動作，咀嚼，送り込み，嚥下を繰り返す．不足な部分を観察し，補いながらより自立した食事の摂取ができるよう支援する．

Chapter 10の確認事項▶**eラーニング スライド13対応**

1 食事で必要な要素を理解し，どのように介助するのか，その方法と手順を理解する．

Chapter 11　自力摂取への過程 →（eラーニング▶**スライド14**）

図9に，自力摂取への過程を示した．確認事項として，摂食嚥下機能のみではなく，食べる意欲，全身状態，呼吸状態，口腔状態，認知，咀嚼・送り込み，嚥下，姿勢・耐久性，食事動作，活動，摂食状況レベル，食物形態，栄養などを包括的に評価してステップアップや介助と組み合わせる．包括的評価として観察や援助を通して多職種で評価できるKTバランスチャート（第3分野参照）を活用するとよい．

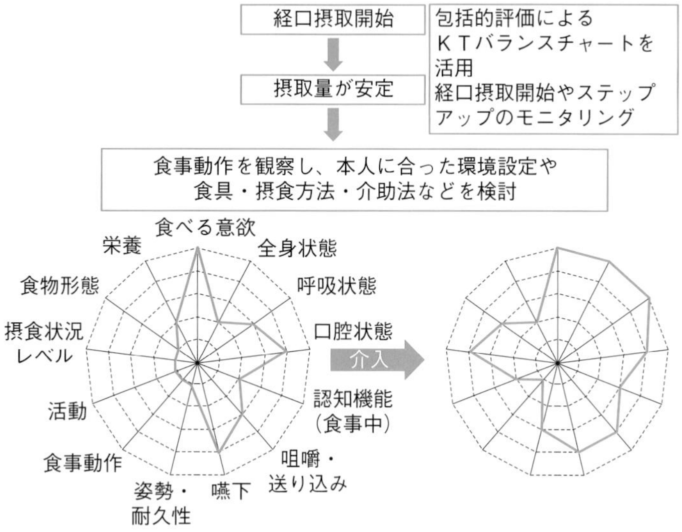

図９　自力摂取への過程

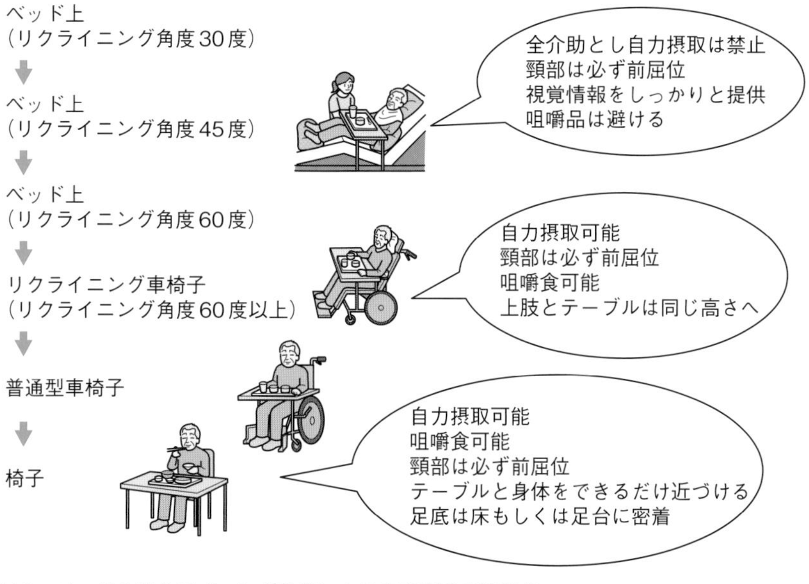

図10　ベッド上リクライニング角度による食事援助の注意点

（小山珠美，前田圭介：KTバランスチャートエッセンスノート．医学書院，東京，2018.[2]より作成.）

安定した姿勢保持のために枕やクッションなどを適宜活用しながら，上記のように段階的なステップアップを行っていく．一方，摂食嚥下機能が低下する場合は，リクライニング角度を低くする．

Chapter 11の確認事項▶eラーニング スライド14対応

1 自力摂取に向けて，どのようなことを確認し，どのように対応していくのかを理解する．

① 食器からすくう，取り出す部分が困難な場合は，肘をテーブルにのせ，介助者の手（指）を添えて捕食を介助

② 滑り止めマット，自助食器，太柄の使用など個別性に応じた介助と用具を工夫

③ 安定した姿勢での捕食

④ 両上肢をテーブルにのせ，両手を食事に参加（麻痺側で茶碗を支えるなど）

⑤ 疲労度を勘案して，適度な時間での摂取ができるような介助の配分も考慮

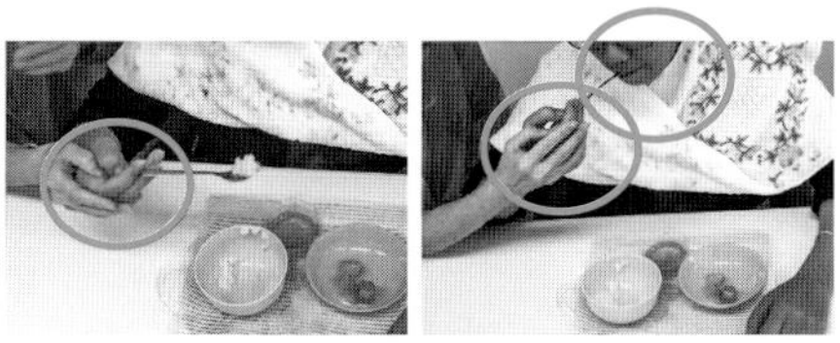

摂食動作のアシスト

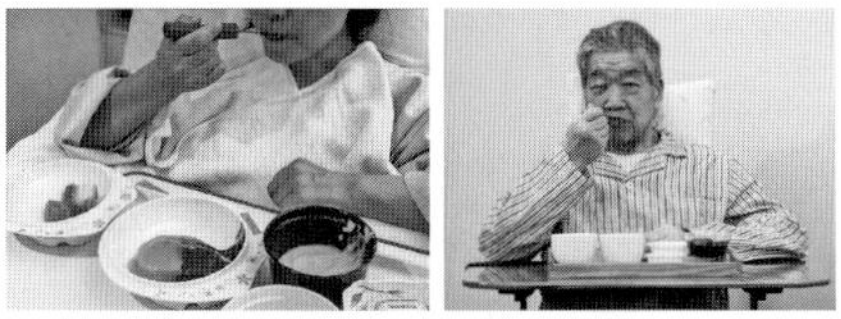

安全な自力摂取を可能にする
姿勢調整（上肢の安定）や食具の工夫

図11　セルフケア拡大への介助

※ご本人，ご家族の許可を得ています．

▶Chapter 12　姿勢調整による段階的ステップアップ →（eラーニング▶スライド15）

リクライニング角度による介助法や自力摂取時の注意点を，**図10**に示した．リクライニング角度が低い場合は基本的に全介助として，咀嚼食は提供しない．摂取角度により介助方法，頭頸部・体幹・上下肢の姿勢，テーブルや食具の適応が異なってくるため，個別での対応に留意する．

Chapter 12の確認事項▶eラーニング スライド15対応

1 リクライニング角度によって，どのような介助を行うかを理解する．

▶Chapter 13　セルフケア拡大への介助と栄養評価 →（eラーニング▶スライド15）

両手を使用した摂食動作をアシストし，セルフケア能力を高められるよう留意する．片麻痺の場合も麻痺上肢をテーブルにのせる，食器を支えるなど，両上肢を食事に参加できるようにする．食器からすくう，取り出すことが困難な場合は，肘と手関節に介助者の手を添えて捕食部分だけを介助する（**図11**）．必要時，滑り止めマットの活用，バネ付き箸の使用など，個別性に応じた介助と食具を工夫する．なお，疲労度を勘案して，適度な時間で摂取ができるような介助の配分も考慮する．また，必要栄養量や水分を把握し，配膳された食事がどの程度であり，どれくらいの量を摂取すればよいのか見通しをつける．介助方法を含めて摂取量や摂取時間の配分など摂食場面での観察やアセスメントとプランを具体化したうえで記録し，情報の共有を図る．

Chapter 13の確認事項▶eラーニング スライド15対応

1 セルフケア拡大の工夫と栄養評価の要点を理解する．

文　献

1) 小山珠美編集：口から食べる幸せをサポートする包括的スキル—KTバランスチャートの活用と支援—．医学書院，東京，pp.59，102，106，111，2017.

2) 小山珠美，前田圭介：KTバランスチャートエッセンスノート．医学書院，東京，2018.

3) 才藤栄一，植田耕一郎監修：摂食嚥下リハビリテーション．第3版，医歯薬出版，東京，pp.286-290，2017.

4) 藤島一郎，植田耕一郎，岡田澄子，北住栄二，椿原彰夫，高橋浩二，谷本啓二，馬場尊，堀口利之，依田光正，藤原百合：訓練法のまとめ，日摂食嚥下リハ学誌，13(1)：31-49，2016.

60 認知症（認知機能障害）があるときの食事介助

Lecturer ▶ 福永真哉
川崎医療福祉大学リハビリテーション学部
言語聴覚療法学科教授

学習目標 Learning Goals

- 認知症（認知機能障害）の種類と，摂食嚥下障害の特徴を知る
- 認知症（認知機能障害）があるときの食事介助法がわかる

▶Chapter 1 はじめに →（eラーニング▶スライド1）

本章では，認知症（認知機能障害）があるときの食事介助について，まず，認知症（認知機能障害）それぞれの定義を示し，障害の種類ごとの摂食嚥下障害の特徴について解説する．次に認知症（認知機能障害）があるときの症状に応じた食事介助方法について解説する．

▶Chapter 2 認知症（認知機能障害）とは（表1）→（eラーニング▶スライド2）

認知症とは，意識障害によるものを除き，明瞭な意識下において，脳疾患で複合的に認知機能が障害される一つの症候群で，通常は慢性あるいは進行性であり，周辺症状として精神症状，行動障害がみられる．認知機能障害とは，おもに脳損傷に起因する運動麻痺や感覚・知覚障害では説明のできない言語，行為，認知，記憶，注意，実行機能などの障害である．特に急性期は意識障害が出現しやすいので，食事介助にあたっては事前に意識障害の有無を把握し，明瞭な意識下で生じる認知症（認知機能障害）によって生じる摂食嚥下障害とは区別することが必要となる．

Chapter 2の確認事項▶eラーニング スライド2対応

1. 認知症の定義を理解する．
2. 認知機能障害の定義を理解する．

表1　認知症，認知機能障害の定義

認知症とは
・意識障害によるものを除き，明瞭な意識下において，脳疾患で複合的に高次脳機能が障害される一つの症候群である
・通常は慢性あるいは進行性である
・周辺症状として精神症状，行動障害がみられる
認知機能障害とは
・おもに脳損傷に起因する運動麻痺や感覚・知覚障害では説明のできない言語，行為，認知，記憶，注意，実行機能など認知機能に生じる障害の総称

▶Chapter 3　認知症（認知機能障害）で影響を受けやすい摂食嚥下過程（表2）→（eラーニング▶スライド3）

摂食嚥下過程には，先行期→準備期→口腔期→咽頭期→食道期とあるが，認知症（認知機能障害）患者では，食物を認知（認識）し，箸やスプーンを使って口まで運ぶ先行期，食物を口腔内に取り込み，咀嚼し食塊を形成する準備期，舌が挙上し，食塊を咽頭へ送り込む口腔期の三つの過程が特に影響を受けやすい．

Chapter 3の確認事項▶eラーニング スライド3対応

1 認知症（認知機能障害）で影響を受けやすい摂食嚥下過程を理解する．

表2　認知症（認知機能障害）で影響を受けやすい摂食嚥下過程

摂食嚥下過程には先行期→準備期→口腔期→咽頭期→食道期とあるが，認知症（認知機能障害）では以下の三つの過程が特に影響を受けやすい．

1．先行（認知）期
→食物を認知（認識）し，箸やスプーンを使って口まで運ぶ
2．準備期
→食物を口腔内に取り込み，咀嚼し食塊を形成する
3．口腔期
→舌が挙上し，食塊を咽頭へ送り込む

▶Chapter 4　認知症（認知機能障害）による摂食嚥下障害の特徴（表3）→（eラーニング▶スライド4, 5）

摂食嚥下機能に大きく影響を及ぼす認知機能障害として，記憶の障害，認知の障害（失認），空間性認知の障害（半側空間無視），摂食動作や口腔内の食物の送り込みなど動作の障害（失行），言語の障害（失語），実行機能の障害（注意障害を含む）がある．これに加え，認知症では中核障害である認知機能障害のみならず，周辺症状である精神症状，行動障害に起因する摂食嚥下障害（食行動の異常を含む）が出現する．

まず記憶障害では，エピソード記憶の障害として「前の食事をいつ食べたかわからない」，手続き記憶の障害として「食事動作の方法と手順がわからない」，失認（視覚失認，触覚失認）によるものとして，「食物や食器（ナイフ，フォーク，箸，器）の認識ができない」，半側空間無視などの空間性認知障害によって「食物や食器の位置がわからない，またはどこに置いたらよいかわからない」，失行によるものとして，「観念失行や観念運動失行で食器など道具の使い方がわからない，うまく使えない」，口腔顔面失行（嚥下失行を含む）で，「食物を口腔内に取り込み，咀嚼し，のどに送り込むといった随意動作がうまくできない」などがあげられる．

言語の障害（失語症）によるものとして，運動性失語によって，「食物の好みや食事への要望を言葉や文字でうまくいい表せない，伝えられない」，感覚性失語によって，「食事時に摂食方法や注意点などの指示が言葉や文字で理解できない」という特徴がある．実行機能障害によるものとして，注意障害で食事を中断したり，食事中に立ち去る，異食（食物ではないものを食べる）などの社会的に認められない食事動作の出現，抑制障害で食事のペースが速くなるなどの早食い，口腔内に食物を詰め込んで飲み込まないなど，咽頭への送り込み動作の開始困難，食物の嗜好の変化，常同的食行動としていつも同じも

表3　認知機能障害による摂食嚥下障害の特徴

認知機能障害の種類 （認知症の中核症状に相当）	特　徴
①記憶障害によるもの	・前の食事をいつ食べたかわからない ⇒エピソード記憶の障害 ・食事動作の方法と手順がわからない ⇒手続き記憶の障害
②失認・空間性認知障害によるもの	・食物や食器（ナイフ，フォーク，箸，器）の認識ができない ⇒視覚失認，触覚失認 ・食物や食器の位置がわからない，または，どこに置いたらよいかわからない ⇒半側空間無視などの空間性認知障害
③失行によるもの	・食器など道具の使い方がわからない，うまく使えない ⇒観念失行、観念運動失行 ・食物を口腔内に取り込み，咀嚼し，のどに送り込むといった随意動作がうまくできない ⇒口腔顔面失行（嚥下失行を含む）
④言語の障害（失語）によるもの	・食事への要望などを言語でうまく伝えられない ⇒運動性失語 ・摂食方法や注意点などの指示が言語で理解できない ⇒感覚性失語
⑤実行機能障害（注意障害を含む）によるもの	・注意障害による食事の中断や，食事中の立ち去り，異食などの社会的に認められない食事動作の出現 ・早食い⇒抑制障害で食事のペースが速くなる ・口腔内に食物をため込んで飲み込まない ・咽頭への送り込み動作の開始困難 ・食物の嗜好の変化 ・常同的に同じものばかりつくり，食べるといった画一的な食行動の出現⇒常同的食行動

のばかりつくる，同じものばかり食べるといった画一的な食行動などがあげられる．

Chapter 4の確認事項▶eラーニング スライド4, 5対応

1 認知症（認知機能障害）の種類によって，どのような摂食嚥下障害がみられるかを理解する．

▶Chapter 5　主要な認知症の摂食嚥下障害の特徴（表4）

→（eラーニング▶スライド6, 7）

主要な認知症ごとの摂食嚥下障害の特徴として，アルツハイマー型認知症では海馬を含む側頭葉を中心とした病変で，初期は「実行機能障害による食事の準備動作の障害や，記憶障害により食事したことを忘れる」，中期には「失認，視空間性障害，失行による摂食動作の障害や，注意障害による摂食動作の中断」，後期には「口腔顔面失行による開口障害，口腔内への取り込みや，咽頭への送り込みの障害が出現する」，レビー小体型認知症ではおもに後頭葉を中心とした病変で，「認知機能や注意障害が変動する」「視空間性無視により食物や食器の位置関係が把握困難となり，摂食動作の障害，食べこぼし，幻視による摂食動作の中断が生じる」，またパーキンソニズムを伴うことが多い．経過中に認知機能障害が生じるパーキンソン病でも，同様の障害を呈する．前頭側頭型認知症は，前頭・側頭葉を中心とした病変で，常同的食行動などの食習慣の変化や甘いものへの嗜好の変化，食欲の増加や過食がみられ，

表4　主要な認知症ごとの摂食嚥下障害の特徴

認知症疾患の種類 （病変部位）	摂食嚥下障害の特徴
①アルツハイマー型認知症 （海馬を含む側頭葉）	・初期；食事の準備動作の障害→実行機能障害 　　　食事したことを忘れる→記憶障害 ・中期；摂食動作の障害→失認，視空間性障害，失行 　　　摂食動作の中断→注意障害 ・後期；開口障害，捕食・送り込み障害→口腔顔面失行
②レビー小体型認知症 （後頭葉）	・変動する認知機能，注意障害 ・視空間性無視により食物や食器の位置関係が把握困難になり，摂食動作の障害や食べこぼしがみられる ・幻視による摂食動作の中断 ・パーキンソニズムを伴うことが多い ・経過中に認知症を伴うパーキンソン病でも同様の症状
③前頭側頭型認知症 （前頭・側頭葉）	・常同的食行動などの食習慣の変化 ・甘いものへの嗜好の変化 ・食欲の増加や過食 ・抑制障害による口腔内への詰め込みや早食い ・実行機能障害による口腔内の溜め込みや咀嚼の中断，咽頭への送り込み動作の開始困難 ・注意障害による食事動作の中断など
④脳血管性認知症 （脳の損傷部位に応じて異なる）	・脳の損傷部位により特徴は異なるが，後遺症としての視空間性障害，失認などの先行期のみならず，失語，失行や，錐体路，錐体外路損傷による運動障害，開口障害などが合併しやすく，口腔期以降の摂食嚥下障害も出現しやすい

異食や抑制障害による口腔内への詰め込みや早食い，実行機能障害による口腔内の溜め込みや咀嚼の中断，咽頭への送り込み動作の開始困難，注意障害による摂食動作の中断や立ち去りなどが認められる．脳血管性認知症では脳の損傷部位に応じて出現する症状が異なり，特徴も異なってくるが，脳卒中後遺症としての視空間性障害，失認など先行期の摂食嚥下障害のみならず，失語，失行や，錐体路，錐体外路損傷による運動障害，開口障害などが合併しやすく，準備期以降の摂食嚥下障害も出現しやすい．

Chapter 5の確認事項 ▶ eラーニング スライド6, 7対応

1 認知症の類型ごとに摂食嚥下障害の特徴を整理する．

▶Chapter 6　認知症の周辺症状で生じる異常な食行動の特徴（表5）

→（eラーニング▶スライド8）

認知症の周辺症状で生じる異常な食行動として，興奮性，落ち着きのなさ，多動により，「食事時に食卓に座っていられない」「注意が転導し，食事に集中できない」，ひいては活動性が増し，「摂取する必要エネルギー量が増大する」，攻撃性によるものとして，「他人による手助けや食事介助を嫌がったり，拒否する」「食事時に食卓について自ら食べることを拒否する」「食事介助者に食べ物を投げつけたり，殴りかかったりする」，うつ病によるものとして，「食思（欲）不振や拒食とそれに関連して体重が減少する」「食事動作が遅く，食事時間が長くなる」，妄想によるものとして，「食物に毒が入っている，毒を入れられたというように，食物や食事を出す人に対する妄想によって拒食する」，幻覚によるものとして，「食卓にハエが飛んでいるというような幻視，幻聴が生じて，食事に集中できない」などがみ

表5　認知症の周辺症状で生じる異常な食行動の特徴
（金子訳，2007，[3]参考に作成）

周辺症状の種類	異常な食行動の特徴
興奮性，落ち着きのなさ，多動によるもの	・座っていられない ・集中できない ・必要エネルギー量が増大する
攻撃性によるもの	・食事介助を嫌がる，拒否する ・自ら食べることを拒否する ・食事介助者に食物を投げつけたり，殴りかかったりする
うつ病によるもの	・食思（欲）不振や拒食とそれに関連した体重減少 ・食事動作が遅く，食事時間が長くなる
妄想によるもの	・食物に毒が入っているというような妄想的想像で拒食
幻覚によるもの	・幻視，幻聴で食事に集中できない

表6　認知症（認知機能障害）をもつ摂食嚥下障害患者への食事介助

①認知症や各種機能障害の評価から機能障害，活動制限，参加制約の各側面について障害を把握

↓

②評価結果に基づき，代償法の指導を含めた専門的な訓練や実際の摂食場面での食事介助が行われる

られる[3]．

Chapter 6の確認事項▶eラーニング スライド8対応

1 認知症の周辺症状によって，どのような食行動がみられるかを理解する．

Chapter 7　認知症（認知機能障害）をもつ摂食嚥下障害患者への食事介助（表6）→（eラーニング▶スライド9）

認知症（認知機能障害）をもつ摂食嚥下障害患者への食事介助にあたっては，認知症（種類，中核障害，周辺症状）や認知機能障害（記憶，認知，行為，言語，注意，実行機能の障害）の評価から機能障害，活動制限，参加制約の各側面について症状を把握し，出現している認知症（認知機能障害）の機能障害，活動制限，参加制約に対し，評価結果に基づいてPT，OT，STによる代償法の指導を含めた専門的な訓練や，実際の摂食場面での食事介助が行われる．

Chapter 7の確認事項▶eラーニング スライド9対応

1 認知症（認知機能障害）に対して，食事介助を行っていくまでの流れを理解する．

Chapter 8　認知機能障害の種類ごとの食事介助→（eラーニング▶スライド10〜13）

1）失認，視空間性障害への対応（図1）

失認，視空間性障害への対応として，姿勢を調整してみえるところに食物を置いたり，食器の配置や色，大きさ，形を工夫することで違いを認識できるようにしてみえにくさをカバーする．みえにくい場所，物に手がかりとなる印をつけて，実際に言葉がけや，手を持って誘導し，食事動作の継続を促す．

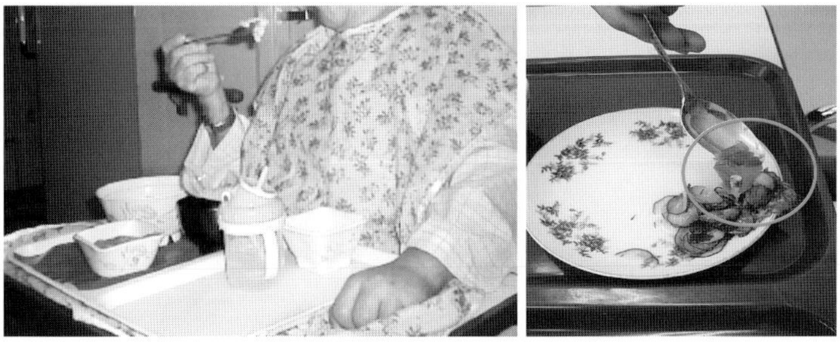

図1　失認，視空間性障害への対応
- 姿勢の調整，食器の工夫．
- 手がかりとなる印をつける，言葉がけ，手を持って誘導．
- 無視側に対し，多様なフィードバックをかける．触覚，味覚，食感，温度を変化させた刺激を入れる．
- 丸囲いは，無視側の食物に気づいてスプーンですくおうとしているところ．

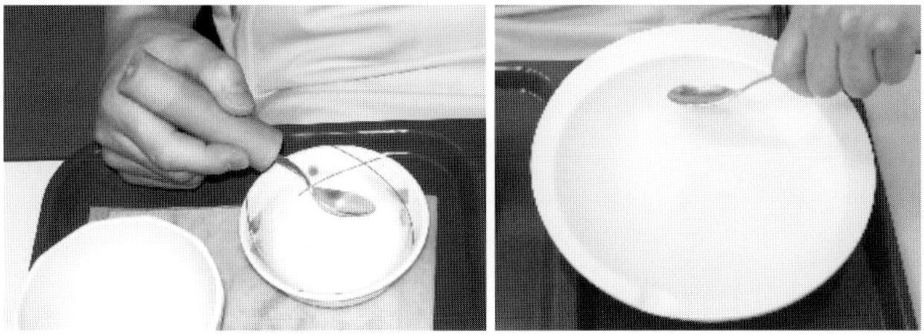

図2　観念運動失行，観念失行への対応
実際の摂食場面において，
- 食事動作の順番に使う食器を整理し，単純化する．
- 食器を使用する順に並べて誘導する．
- すくいやすい皿や握りやすいスプーンなどの自助具を活用する．

無視側に対し，大型の鏡を用いる，左右が逆転するテーブルを用いることでフィードバックをかける．また食事の際は，入力を視覚だけに頼らず，触覚を用いたり，味覚，食感，温度を変化させて刺激を入れる．

2）観念運動失行，観念失行への対応（図2）

観念運動失行，観念失行については，OTによる専門的な訓練が行われるのと同時に，実際の摂食場面において，一つのスプーン，フォークを使うなど食事動作の順番に使う食器を整理し 手順を単純化して繰り返し練習していく．食器を使用する順に並べて誘導する．すくいやすい皿や握りやすいスプーンなどの自助具を活用して自食を促す．

3）口腔顔面失行（嚥下失行を含む）への対応（図3）

口腔顔面失行（嚥下失行を含む）は運動性失語に合併しやすく，失語症や口腔顔面領域の随意運動訓練について，STによる専門的な訓練が行われるのと同時に，実際の摂食場面においては，保たれている咽頭期の機能を活用し，代償的にシリンジやノズル付きボトルを用いて，舌根部に直接食塊を少量ずつ送り込む．開口障害についてはK-point刺激法などを併用して開口を促す．閉口障害については吸綴反射を利用して閉口を促通する．

舌の運動障害については食塊を載せた小スプーンを用いて舌を刺激し，随意運動性を高め，奥舌でスプーンを反転させて食塊を咽頭部付近に送り込む．この際，冷やしたスプーンやアイス棒による冷圧刺激をあらかじめ前口蓋弓や軟口蓋に加えておくと嚥下反射が促通されやすい．

4）実行機能障害への対応（図4）

抑制障害によって口腔内への詰め込みや早食い，食べるペースが速くなる場合には，小さいスプーンで一口量の調整，小さい食器による摂取量の調整，声かけや実際に介助者が手を持って誘導することで

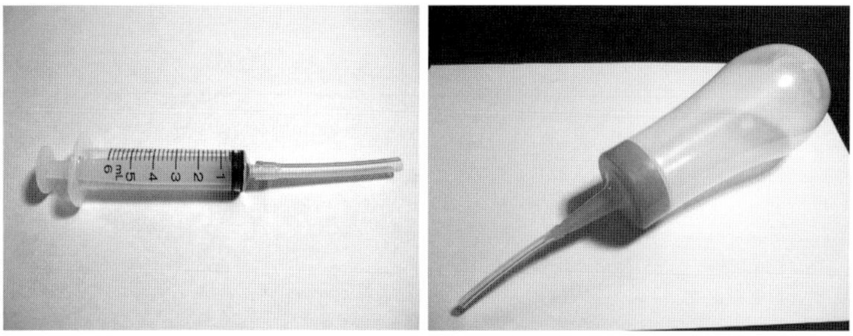

・保たれている咽頭期の機能を活用し，代償的にシリンジやノズル付きボトルを用いて，舌根部に直接食塊を少量ずつ送り込む．

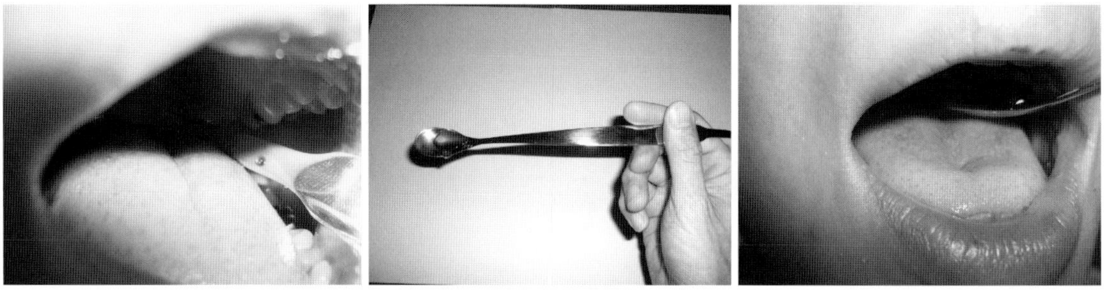

・開口障害についてはK-point刺激法などを併用し，舌の運動障害については小スプーンで奥舌に食塊を置く．

図3　口腔顔面失行（嚥下失行を含む）への対応

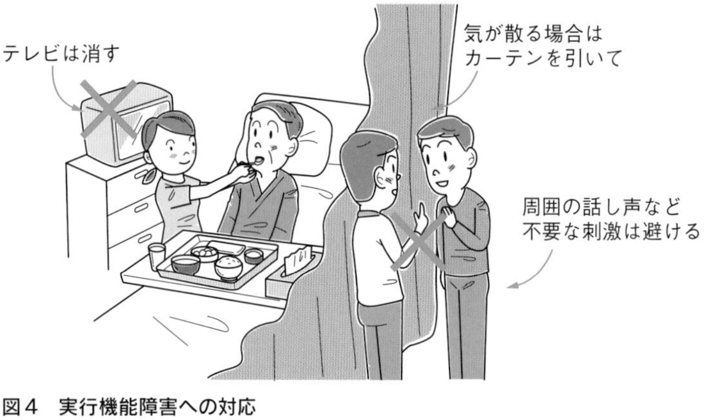

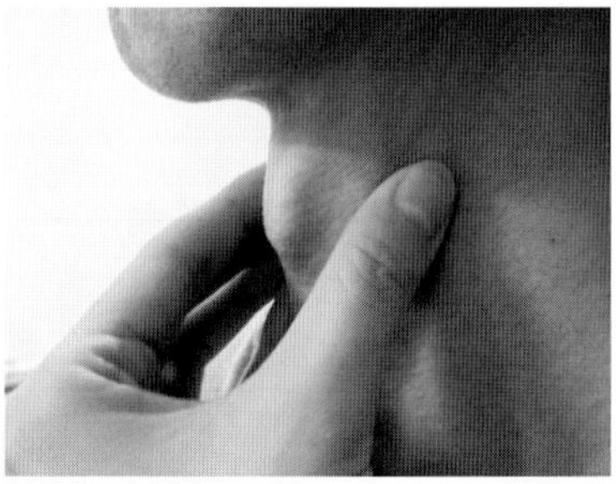

図4　実行機能障害への対応

・抑制障害によって口腔内への詰め込みや早食い，食べるペースが速くなる場合は，小さいスプーンを用いたり，介助者の誘導によって摂食ペースを調整する．
・常同的食行動に対しては，一品ごと一皿に分けて出すなどの配食方法を工夫する．
・注意障害に対しては食事に集中できるような刺激の少ない環境を整える．
・口腔内への溜め込み、嚥下の開始困難に対しては嚥下反射促通手技を用いる．

摂食ペースを調整する．常同的食行動で同じものばかり食べ続ける症状に対し，一品ごと一皿に分け順番に出すなどの配食方法を工夫する．注意障害に対しては，食事中に急に話しかけたりせず，テレビの音やまわりの話し声などの周囲の環境音に配慮する．カーテンなどで仕切り，不要な視覚刺激を遮断して，食事に集中できるような刺激の少ない環境を整える．注意がそれて食事が中断した場合でも，声かけや誘導によって食事の継続を促す．口腔内への溜め込み，嚥下の開始困難に対しては，口腔顔面失行で述べた介助法や，アイスマッサージ，嚥下反射促通手技を用いて，嚥下反射を促す．

Chapter 8の確認事項▶eラーニング スライド10～13対応

1 認知機能障害の種類ごとに，どのような食事介助を行うかを理解する．

Chapter 9 認知症患者のタイプごとの食事介助（表7）

→（eラーニング▶スライド14, 15）

1）アルツハイマー型認知症

アルツハイマー型認知症では，後期になるまで重篤な摂食嚥下障害は出現にしにくいため，基本は先行期～準備期における環境調節が中心となる．これはおもに食事の準備段階において記憶や実行機能を補助する介助（たとえば料理手順が書かれたメモの作成や自動消火機能付きの調理器の利用，介助ヘルパーの導入など）が有効である．場面の設定によっては自力での摂食が可能なため，食べなれた食事の提供や，注意障害に対する環境の整備が重要となる．

2）レビー小体型認知症

レビー小体型認知症（認知症を伴うパーキンソン病を含む）に対しては，認知機能の変動を伴うことから，投薬治療による症状の変化を観察しながら，食事に適した生活リズムを探していく．また，パーキンソニズムによる食事時の姿勢の崩れもあるため，摂食姿勢の調節に注意する．障害されやすい視覚認知障害に対して食器，食物の配置にも注意を払うことが必要である．

3）前頭側頭型認知症

前頭側頭型認知症に対しては，前述の実行機能障害に対する介助に加え，抑制障害による早食いの窒息リスクを防止するため，小さいスプーンの使用や小分けした食器での配食，窒息しやすい固形物を避けてミキサー状の食材・食物形態による提供を考慮する．

4）脳血管性認知症

脳血管性認知症に対しては，脳の損傷部位によって多彩な認知機能障害が出現し，認知機能障害のみならず，脳血管障害の後遺症としての嚥下障害も高率に認められるため，その症状はより複雑なものと

表7　認知症患者のタイプごとの食事介助

・アルツハイマー型認知症
後期まで重篤な摂食嚥下障害は出現にしにくい．環境調節が重要となる．記憶や実行機能を補助する介助，食べなれた食事の提供，注意障害に対する環境の整備を行う．

・レビー小体型認知症
食事に適した生活リズムを探す．摂食姿勢の調節を行う．食器，食物の配置にも注意を払う．

・前頭側頭型認知症
早食いによる窒息リスクを防止，小さいスプーンや小分けした食器での配食，ミキサー状の食物形態での提供．

・脳血管性認知症
出現している認知機能障害の特徴に応じた前述の食事介助を，組み合わせて対応する．

なる．よって，出現している認知機能障害に対応した前述の食事介助を組み合わせて行うことが必要となる．

Chapter 9の確認事項▶eラーニング スライド14, 15対応

1 認知症患者のタイプごとに，どのような食事介助を行うかを理解する．

文　献

1) 東嶋美佐子：間接訓練；先行期・準備期・口腔期．嚥下障害の臨床，第2版，日本摂食嚥下障害臨床研究会編，医歯薬出版，東京，pp.220-224, 2008.

2) 池田学：日常生活における痴呆患者の食行動．神経心理学，21(2)：98-109，2005.

3) Kindell J著，金子芳洋訳：認知症の食べる障害，医歯薬出版，東京，p.p.1-3，2005.

4) Priefer BA, Robbins J：Eating changes in mild-stage Alzheimer's Disease；A Pilot Study. Dysphasia, 12(4)：212-221, 1997.

5) 品川俊一郎：認知症の食行動．老年精神医学雑誌，20(7)：744-749，2009.

6) 須藤紀子，鳥羽研二：各病態別栄養管理・ケアの現状 3) 認知症．Geriat Med, 45(3)：251-258，2007.

7) 松井敏史，小川隆一，国重知子，森朱夏，松下幸生，横山顕，荒井啓行，樋口進，丸山勝也：認知症と摂食・嚥下障害．Geriat Med, 45(10)：1277-1282，2007.

8) 山田律子：認知症の人にみる摂食・嚥下障害の特徴とケア；認知症の病型別特性を踏まえて，認知症ケア事例ジャーナル，1(4)：428-436，2009.

§19

口腔内装置

e-learning

e 4-2

61 食事時の口腔内装具（義歯，PAP，PLP）

Lecturer ▶ 鄭　漢忠
北海道大学大学院
歯学研究科口腔顎顔面外科学教授

学習目標 Learning Goals

- 食事時の口腔内装具の種類を理解する
- 食事時の口腔内装具の重要性を理解する
- 食事時の口腔内装具の使用上のポイントを理解する

▶ Chapter 1　食事時の口腔内装具の種類 → (eラーニング ▶ スライド2)

食事時の口腔内装具として，最も広く用いられているのは義歯である．PAPは主として口腔癌切除後に舌と口蓋の接触の強化を目的につくられる装具である．PLPは主として先天性神経筋異常，脳性麻痺，外傷，など種々の原因によって生じた軟口蓋麻痺患者に用いられる．軟口蓋挙上装置の適応は軟口蓋の長さが一定以上あり，咽頭の動きがあり，運動性の低下した鼻咽腔閉鎖機能不全とされている．そのほかのものとして，Swalloaidがあげられる．Swalloaidは上顎のみに用いる義歯様の装具で，義歯を長期にわたり使用していない，もしくは下顎義歯が使用不可能な患者に用いられる．これにより嚥下時の上下顎のストップや舌の正常な動きが期待される．

▷ Chapter 1の確認事項 ▶ eラーニング スライド2対応

1 食事時に用いる口腔内装具の種類を理解する．

▶ Chapter 2　義歯の種類①　総義歯（complete denture） → (eラーニング ▶ スライド3)

総義歯は上顎，下顎に歯が1本も残っていない人のための装具である．**図1**左は上が上顎の義歯，下が下顎の義歯で表側からみたものである．**図1**右は，それぞれを裏側からみたものである．総義歯の形は患者固有の口腔の状況によって異なるため，他人の義歯を使用することはできない．また，義歯の形や大きさは患者の義歯と頬や舌などの筋肉とのバランスなどによって決定される．写真の人工歯の部分には，その人独自の噛み方が与えられている．

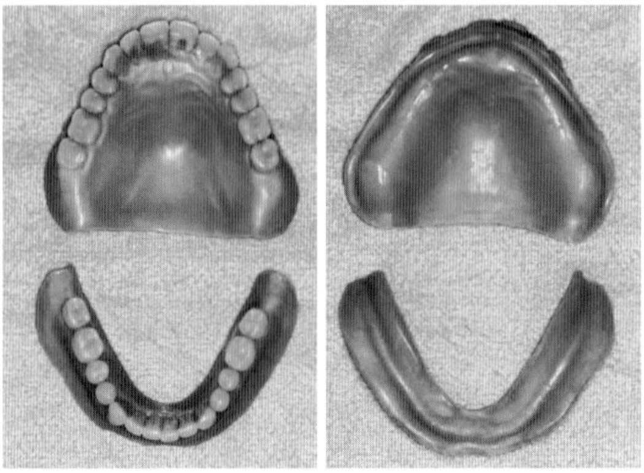

図1　総義歯（complete denture）

Chapter 2の確認事項▶**eラーニング スライド3対応**

1 総義歯の使用目的を理解する.
2 義歯の形や大きさを決定する要因を理解する.

Chapter 3 義歯の種類② 部分義歯(partial denture)

→(eラーニング▶**スライド4**)

図2左上は義歯を入れていないとき,同左下は義歯を入れたとき,右は上顎,下顎の部分義歯を表側からみたところである.

部分義歯は,口の中に歯が少しでも残っている人のための装具である.部分義歯では,義歯の維持・安定のために,残っている歯にさまざまなタイプの留め金(クラスプという)をかける工夫をしている.残っている歯が多ければ,多くの歯にバネをかけることができるので,残っている歯への負担は少ないが,写真のように残っている歯が少ない場合,残っている歯にかかる負担をどのように減らすかが装具の設計上重要になる.上顎と下顎の歯の残り方によっては,何でも噛める義歯をつくることは難しいこともある.

Chapter 3の確認事項▶**eラーニング スライド4対応**

1 部分義歯の使用目的を理解する.
2 部分義歯設計上のポイントを理解する.

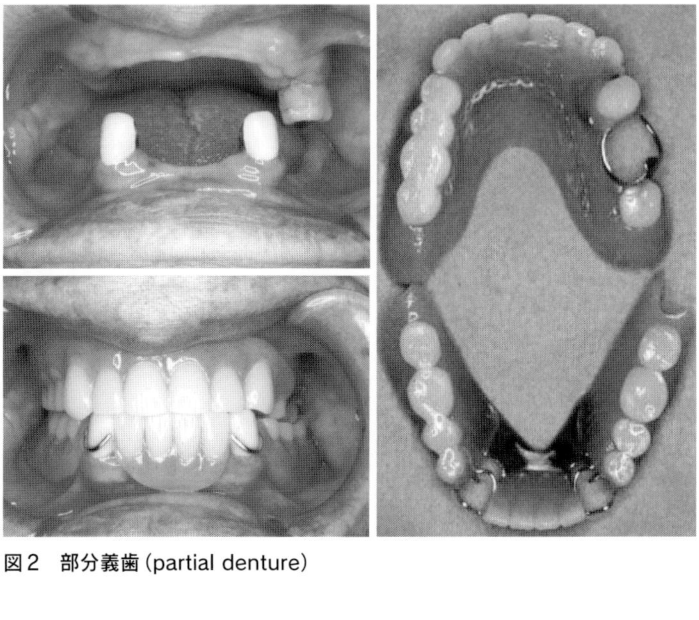

図2 部分義歯(partial denture)

▶Chapter 4　義歯の必要性 →（eラーニング▶スライド5）

義歯は，食事時の口腔内装具として重要な役割を果たす（**表1**）．歯のない人がもし義歯を入れないと，まず食品を咀嚼できないので，摂取可能な食品の種類が少なくなる．また上顎と下顎とで噛みしめることができないため，舌骨の固定が得られず，十分な嚥下圧も得られなくなり，嚥下に不利に働く．また上顎と下顎とで噛みしめることができないため，上顎と下顎の間に舌を差し込んで代用しようとするので，舌の運動も非典型的なものになる．しっかりと食べることのできる義歯を用いれば，口腔機能は維持され，咀嚼による三叉神経を介しての脳への刺激も保たれる．また，食べることのできる義歯はしっかりと会話もでき，準備期・口腔期の確保，脳への感覚入力，審美性の改善における意義も重要である．

表1　義歯の必要性

- 食事時の準備期，口腔期の確保
- 口腔機能の維持，表情筋の維持
- 脳への感覚入力
- 審美性の改善，表情，会話

Chapter 4の確認事項▶eラーニング スライド5対応

1 口の中に歯がないことによって起こる弊害と，義歯はなぜ必要なのかということを理解する．

▶Chapter 5　義歯が具備すべき要件（表2）→（eラーニング▶スライド6）

最も重要なことは，義歯が食べることを可能にする装具だということである．嚥下機能を評価する際には義歯の有無ではなく，たとえ義歯があっても食べることを可能にする義歯かどうかをみることが重要である．義歯が上顎，下顎の土手にしっかりと吸着していて，口を開けたとき，舌や頬を動かしたときに義歯が外れないこと，また食べるときに痛みがないことが不可欠である．

表2　義歯が具備すべき用件

- 食べることを可能にする装具であること
- 口の中でしっかりと吸着・適合し，痛みがないこと
- 上顎と下顎の顎間関係が適切であり，その人にとって安定して噛める位置になっていること
- 装着時に舌，頬などの運動を妨げないこと
- 審美性の改善

Chapter 5の確認事項▶eラーニング スライド6対応

1 義歯に必要な条件を理解する．

▶Chapter 6　義歯を使用する際に注意すべき事柄 →（eラーニング▶スライド7）

表3に，食事時の口腔内装具として義歯を使用する際に注意すべき事柄をいくつか列挙する．

Chapter 6の確認事項▶eラーニング スライド7対応

1 義歯の使用時に注意すべき事項を理解する．

表3　義歯を使用する際に注意すべき事柄

- 他の装具と同じく，慣れるまでに多少の時間がかかり，ときに何度かの手直しが必要である．
- 義歯を使用する前の口腔の環境づくりが大切（義歯を使える口にしてから）．
- 義歯はいつも清掃してから使うこと，また部分義歯ではバネ（クラスプ）のかかった歯の清掃が大切．
- 数年間にわたり，義歯を使用していなかった人が新たに義歯を使うことは難しい．
- 急性期では，どの意識レベルから義歯を使用させるかについては明確な基準がない．
- 夜間睡眠時に義歯を外したほうがいいのか，つけたままでいいのかについては議論がある．
- 義歯をつくる歯科医師の技量はさまざまである．

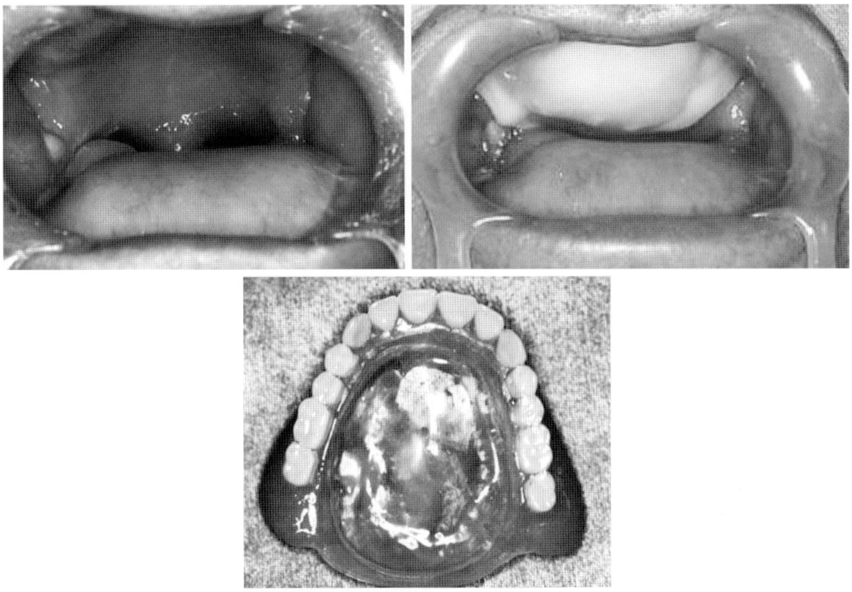

図3　舌接触補助床 1

左上：舌癌のため舌亜全摘術を受け，腹直筋で再建された患者の口腔内である．このままでは，通常の義歯を入れても舌と硬口蓋は接触しない．
右上：仮の義歯の口蓋面に軟性材料を盛り上げ，唾液嚥下，液体嚥下などを行わせ，仮義歯の口蓋面に舌の接触面を印記させる（舌とどの程度接触しているかを記録する）．適切な印記面が得られるまで，軟性材料の量を加減する．
下：完成したPAP．PAPの後方部では徐々に硬口蓋に移行的になるようにつくられていることに注意．

▶Chapter 7　舌接触補助床（palatal augmentation prosthesis；PAP）

→（eラーニング▶**スライド8，9**）

舌接触補助床は，舌の器質的欠損や機能的障害により，食物の送り込みに際して舌が硬口蓋に十分接触しないため，もしくは接触しても十分な接触圧が得られないために，食塊を口腔から咽頭に送り込めない場合に用いる装具である．**図3**，**図4**に，PAPを使用した症例を掲載する．

なお，PAPを用いて舌と口蓋の面接触が得られたとしても，患者が本来もっている舌と硬口蓋，軟口蓋との絶妙なコンビネーションを再現できているわけではない．そのため，残存舌を含めた口腔機能訓練を継続しつつ，姿勢法などの代償的手法なども併用することが重要である．また多くの筋皮弁は経時的に萎縮するが，腹直筋皮弁のように脂肪を多く含む筋皮弁では，体重の変動により筋皮弁の容積も変動することに注意が必要である．

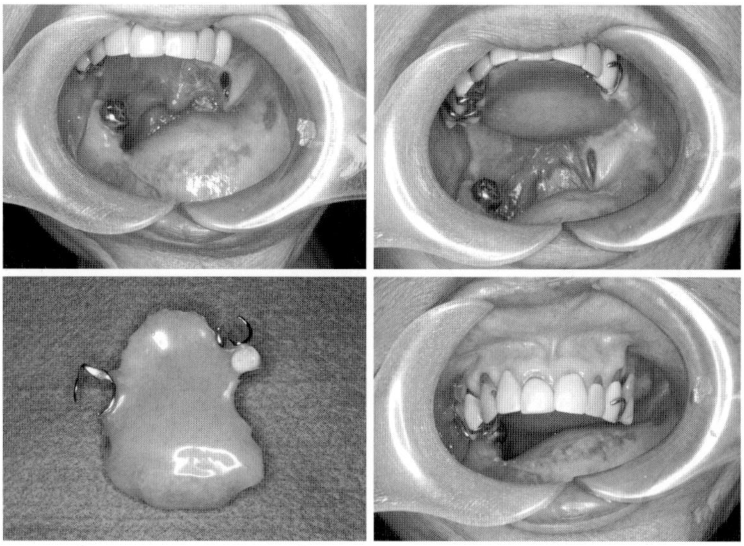

図4　舌接触補助床2
左上：口底癌で舌亜全摘，下顎骨区域切除，腹直筋による再建術を受け7年間経過した患者の口腔内写真.
左下：患者が用いているバネ付きのPAP.
右上：PAPを口腔内に装着したところ.
右下：嚥下様動作で腹直筋皮弁とPAPの接触を認める.

Chapter 7の確認事項▶**eラーニング スライド8, 9対応**

1 PAPの使用目的を理解する.
2 PAPを装着したとしても，代償的手段を併用することが重要であるということを理解する.

▶Chapter 8　軟口蓋挙上装置（palatal lift prosthesis；PLP）

→（eラーニング▶**スライド10, 11**）

軟口蓋挙上装置（palatal lift prosthesis；**図5，6**）は，1958年Gibbonsらによって考案されたもので，主として先天性神経筋異常，脳性麻痺，外傷，など種々の原因によって生じた軟口蓋麻痺患者に用いられる．軟口蓋挙上装置の適応は軟口蓋の長さが一定以上あり，咽頭の動きがあり，運動性の低下した鼻咽腔閉鎖機能不全とされている．摂食嚥下リハビリテーションの領域では，運動障害性構音障害がみられ嚥下時に鼻腔への逆流を伴う患者に用いられることが多い．ただし，病態によっては嚥下に不利に働く場合もあるため，慎重な適用が望まれる．

装置による挙上の目安としては，軟口蓋が挙上し，咽頭後壁と接触する部位は軟口蓋中央部であることから，同部を装置で患者の許容範囲内でできる限り挙上するように図るべきである．また，仰臥位での呼吸苦の確認，鼻息鏡での鼻漏れの確認とともに内視鏡で正確に挙上されていることを確認することが望ましい．

装着直後には異物感，鼻閉感，嚥下困難などが生じることがあるので，その旨を患者によく説明し，一日数分の装着から開始し，順次装着時間の延長を図る．問題がなければ，通常1か月以内に装着時間が数時間に延長できる．効果が出るまでの装着期間は，通常6～12か月とされている．

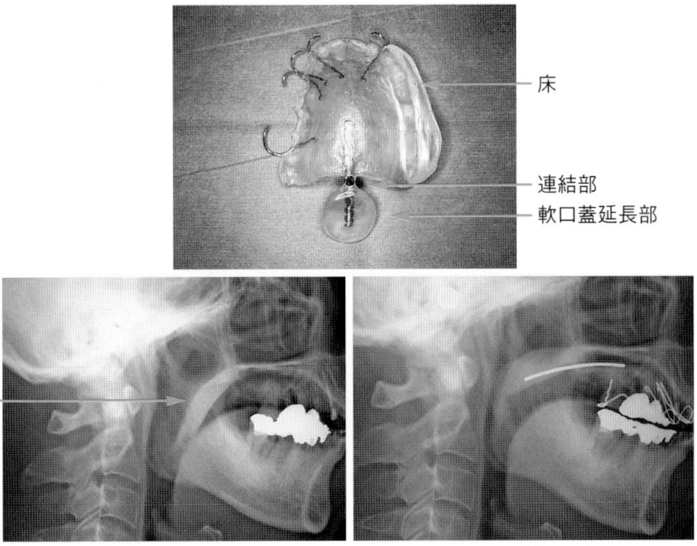

図5　軟口蓋挙上装置

上：本装置は硬口蓋を被う床と連結部，軟口蓋を後上方に挙上するための軟口蓋延長部からなる.
左下：軟口蓋挙上装置（PLP）未使用時の軟口蓋の位置.
右下：軟口蓋挙上装置（PLP）使用時の軟口蓋の位置．装置により軟口蓋が挙上し，口蓋平面の高さで咽頭後壁と接している.

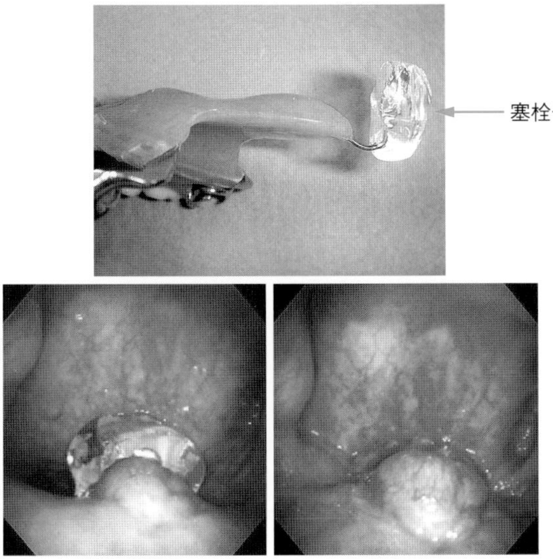

図6　特殊なタイプのPLP

塞栓子付き軟口蓋挙上装置では軟口蓋の挙上によって鼻咽腔閉鎖不全面積が狭小化されるため，従来型のスピーチエイドよりバルブを小さくできる.
上：塞栓子付き軟口蓋挙上装置.
左下：内視鏡所見 安静時.
右下：内視鏡所見 嚥下時.

Chapter 8の確認事項 ▶ eラーニング スライド10, 11対応

1. PLPの使用目的を理解する.
2. PLPの使用方法を理解する.

§20

外科治療

e-learning

4-2

62 嚥下機能改善手術・誤嚥防止手術

Lecturer ▶ 津田豪太
聖隷佐倉市民病院
耳鼻咽喉科部長

学習目標 Learning Goals

- 摂食嚥下障害に対する外科的治療の重要性と概要がわかる

Chapter 1 はじめに → (eラーニング ▶ スライド1)

リハビリテーションで改善しない重度な嚥下障害例に対して，外科的治療を行うことがある．手技は大きく二つに分けられ，嚥下機能改善手術と誤嚥防止手術と呼ばれている．

本章では，外科的治療選択のポイントを中心に解説する．

Chapter 2 嚥下障害での外科的治療の適応 (表1) → (eラーニング ▶ スライド2)

手術適応は，以下の三つに集約される．

1) 半年以上リハビリテーションを行っても，十分な経口摂取が得られない場合

一般的に計画的なリハビリテーションを行っても，約半年するとその改善が頭打ちになりやすい．その時点で十分な経口摂取が得られない場合には，外科的治療も考慮すべきである．あまり長いリハビリテーションでは，患者のモチベーションの低下などを招きやすいし，廃用が進んだあとに手術を行っても，周囲の筋力低下などで十分な治療効果が得られないことが多い．

2) リハビリテーションも有効だが，より早期に経口摂取を望む場合

多くの症例ではリハビリテーションで治癒していくが，症例によっては外科的治療を介入させることで，より早期に経口摂取を獲得し社会復帰できる症例もある．そのため，治療計画を立案する時点で常に外科的治療の必要性を検討し，耳鼻科医との連携を保つべきである．

3) 音声機能を犠牲にしても経口摂取を望む場合

神経・筋疾患や変性疾患で，いくら積極的なリハビリテーションを行っても，嚥下機能の低下が進行する場合や，重度な障害で絶食にしても唾液誤嚥で肺炎を反復する場合には，生命を守る目的で音声機能を犠牲にして気道と消化管を分離する術式が選択される．

表1　嚥下障害での外科的治療の適応

1．半年以上リハビリテーションをしても，十分な経口摂取が得られない場合
2．リハビリテーションも有効だが，より早期に経口摂取を望む場合
3．音声機能を犠牲にしても経口摂取を望む場合

表2　術式決定に必要な項目

1．全身状態 PS (performance status)	原疾患と予後 心肺機能・脳血管評価 (全身麻酔の可否)
2．嚥下機能　障害部位と程度	代償機能の有無
3．治療への理解と協力　本人の理解と積極性・忠実性	家族の理解と協力

・適切な術式の選択
・術後治療計画　NSTなどによる栄養管理(食内容)
　　　　　　　　系統だった術後リハビリ

Chapter 2の確認事項▶eラーニング スライド2対応

1 摂食嚥下障害に対する外科治療の適応を理解する．

Chapter 3　術式決定に必要な項目 →（eラーニング▶スライド3）

さて，外科的治療を考慮する際には，全身状態の把握を含めいくつかの検討が必要になる(**表2**)．まず，全身状態の把握としては，現時点でのPS(performance status)に始まり，原疾患の状態と予後予測，全身麻酔が可能かどうかの評価に心肺機能は重要である．次いで，当然ではあるが嚥下機能の評価である．ちなみに，PSとは症例がどの程度活動できるかの指標である．0から4の5段階で，0は無症状で社会活動が可，1は肉体労働が困難，2は歩行可だが軽作業困難，3は日常生活に介助要で日中の50%以上就床，4は終日就床である．

嚥下造影を精密に評価し，障害部位と程度，そして代償機能の有無，誤嚥時の不顕性誤嚥(silent aspiration)の有無などを検討する．最後の重要な検討項目として，患者本人と家族の問題がある．ある程度侵襲のある治療なので，治療への理解と協力がなくては始まらない．

Chapter 3の確認事項▶eラーニング スライド3対応

1 術式決定に必要な項目を理解する．
2 PSの定義を理解する．

Chapter 4　嚥下障害のタイプと術式 →（eラーニング▶スライド4）

実際には一つの手術のみでは効果が少なく，いくつかの手術を症例ごとに組み合わせて行われるが，**表3**では，その基準となる嚥下造影での障害部位と術式の相関性を示している．喉頭挙上期型誤嚥(嚥下中誤嚥)には喉頭挙上術が，喉頭下降期型誤嚥(嚥下後誤嚥)には輪状咽頭筋切断術が，嚥下運動不能型(嚥下前誤嚥)には誤嚥防止手術が選ばれる．

表3　嚥下障害のタイプと術式

日本嚥下医学会の分類	Logemannの分類	選択術式
喉頭挙上期型誤嚥[1]	嚥下中誤嚥	喉頭挙上術
喉頭下降期型誤嚥[2]	嚥下後誤嚥	輪状咽頭筋切断術
混合期型誤嚥[3]	嚥下中＆後誤嚥	喉頭挙上術＆輪状咽頭筋切断術
嚥下運動不能型[4]	嚥下前誤嚥	誤嚥防止手術

1) 嚥下運動開始から最大喉頭挙上位に達するまでに生じる誤嚥
2) 喉頭が最大挙上位から安静位に復帰するまでに生じる誤嚥
3) 喉頭挙上期＆喉頭下降期の両方で生じる誤嚥
4) 嚥下運動が高度に障害され，運動と関係なく生じる誤嚥

表4　嚥下機能改善手術

定義	音声・呼吸機能を保ちながら嚥下機能を回復する手術
術式	咽頭形成術 輪状咽頭筋切断術 喉頭挙上術 喉頭形成術 （声帯内注入術） 舌骨下筋群切断術
適応	「リハビリテーションを行っているがその改善が不十分で，むせのある誤嚥を認める症例」
術後の留意点	＊術後リハビリテーションが必要 （嚥下パターンの変化への対応） ＊不顕性誤嚥の完全制御は困難

Chapter 4の確認事項 ▶ eラーニング スライド4対応

1. 嚥下障害の類型ごとに，選択術式を理解する．

Chapter 5　嚥下機能改善手術（表4） → （eラーニング ▶ スライド5）

嚥下機能改善手術とは，喉頭がもっている音声・呼吸機能を保ちながら嚥下機能を回復する手術であり，その適応としては「リハビリテーションを行っているがその改善が不十分で，むせのある誤嚥を認める症例」となる．術式は，咽頭形成術・輪状咽頭筋切断術・喉頭挙上術・喉頭形成術（声帯内注入術）・舌骨下筋群切断術などいくつもあるが，重要なことは手術によって咽喉頭の位置が変化するため，その対応として術後リハビリテーションが必要なことと，不顕性誤嚥が顕著な症例は適応とならないことである．

Chapter 5の確認事項 ▶ eラーニング スライド5対応

1. 嚥下機能改善手術の定義と，どのような術式があるのかということを理解する．
2. 嚥下機能改善手術の適応を理解する．
3. 嚥下機能改善手術によってどのような変化が起こり，その変化に対してどのように対応しなくてはならないかを理解する．

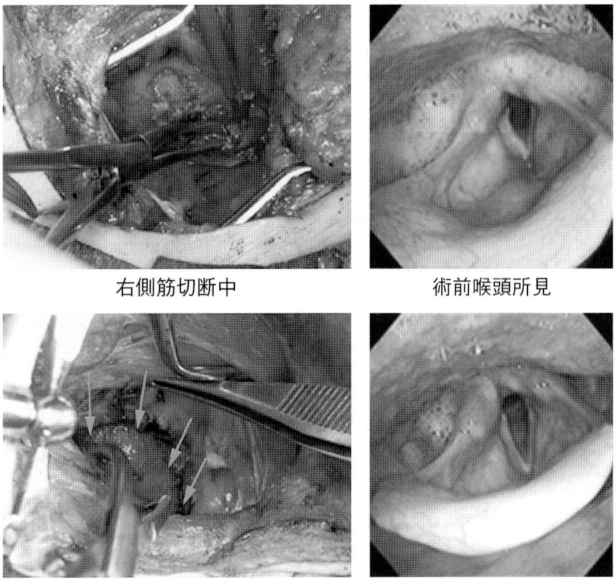

図1　輪状咽頭筋切断術

▶Chapter 6　輪状咽頭筋切断術 →（eラーニング▶スライド6）

代表的な嚥下機能改善手術である輪状咽頭筋切断術は，**図1**のように頸部外切開にて両側の輪状咽頭筋を食道粘膜が露出するまで十分に切除する術式である．嚥下時のみ弛緩する輪状咽頭筋が，球麻痺などで嚥下時にも十分な弛緩が得られなくなった場合に選択される．術前後の喉頭所見で，輪状咽頭筋がなくなり，十分な食道入口部の弛緩によって，両側の梨状陥凹に貯留していた唾液が消失していることが観察される．

Chapter 6の確認事項▶**eラーニング スライド6対応**

1 輪状咽頭筋切断術の概要，適応を理解する．

▶Chapter 7　喉頭挙上術 →（eラーニング▶スライド7）

嚥下機能改善手術でもう一つ重要な術式が，喉頭挙上術である．喉頭のある甲状軟骨を挙上する位置や方向によって，四つの方法がある（**図2**）．喉頭の上方挙上を助けるためには甲状軟骨舌骨固定術を，前方挙上を補うためには舌骨下顎骨接近術を，そして，上方にも前方にも挙上が不十分な場合には甲状軟骨舌骨下顎骨接近術か甲状軟骨下顎骨接近術（棚橋法）を選択する．

Chapter 7の確認事項▶**eラーニング スライド7対応**

1 喉頭挙上術の四つの術式と，それぞれの目的を理解する．

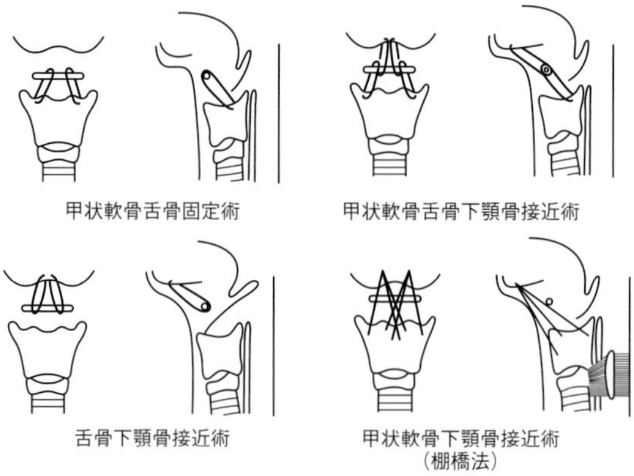

図2　喉頭挙上術

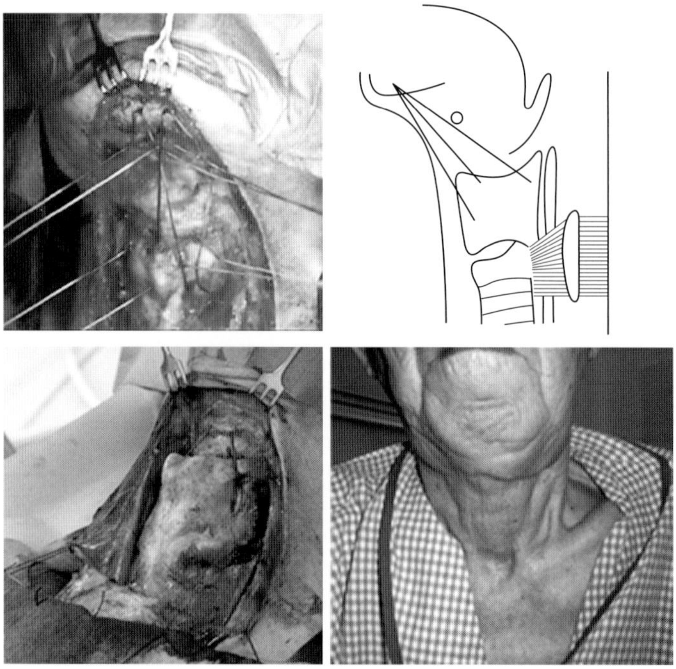

図3　喉頭挙上術（棚橋法）

▶Chapter 8　喉頭挙上術（棚橋法）→（eラーニング▶**スライド8**）

嚥下機能改善手術の適応となるもののなかで最も重症な症例には，甲状軟骨下顎骨接近術と両側の輪状咽頭筋切断術と一時的な気管切開術を併施する術式が選択されることが多い．この術式は考案者の名前をとり棚橋法と呼ばれ，下顎骨を前突することで随意的に上部食道孔を開大させることができる術式である（**図3**）．